# 臨床につながる
# 精神医学

渡辺雅幸 著

医歯薬出版株式会社

This book is originally published in Japanese
Under the title of :

Rinshou-Ni Tsunagaru SeishinIgaku
(Psychiatric Medicine Connect to Clinical Site)

WATANABE, Masayuki
Professor
Health Department of Rehabilitation
University of Tokyo Health Sciences

© 2016 1st ed

ISHIYAKU PUBLISHERS, INC.
7-10 Honkomagome 1 chome, Bunkyo-ku,
Tokyo 113-8612, Japan

# 序　文

　精神疾患は身体疾患と比較すると目に見えにくく，初学者には理解しにくい面があります．また精神医学のテキストには幻想，幻覚などの症状についての専門用語の説明が多くみられます．それらの内容を暗記することも重要ですが，それらの用語からだけでは，具体的に患者さんがどのような状態を呈しているのかは，わかりにくいかもしれません．そこで，実際の症例を提示して具体的に患者さんが陥っている状況を詳述することによって，さまざまな精神疾患への理解を深めることが必要になってきます．本書はそのような症例中心の精神医学の入門書を目指して書かれました．具体的な症例をもとにして，その疾患についての基礎的知識，また，さまざまな精神医学に関するトピックスももりこんだものになっています．

　この本に登場する症例は，私がこれまでに診療したさまざまな患者さんたちがモデルになっていますが，プライバシー保護のために，症状や状況については適宜変更しています．

　これまでに私が関わった多くの患者さんたちにお礼を申し上げるとともに，私の学問活動を支えてくれている家族，特に，龍と理奈に感謝したいと思います．

　この書が精神医療に関心のある読者の皆様に少しでもお役にたてれば幸いです．

2015年11月吉日

渡辺　雅幸

# 臨床につながる 精神医学
## 目次 —contents—

### 01 アルツハイマー病 ｜器質性精神障害｜ ... 2
- 導入エピソード ... 2
- どんな人がなりやすいですか ... 4
- どんな病態ですか ... 4
- どのように診断されますか ... 7
- どんな治療が行われますか ... 8
- 予後はどうですか ... 9
- After ... 10

### 02 レビー小体型認知症 ｜器質性精神障害｜ ... 12
- 導入エピソード ... 12
- どんな人がなりやすいですか ... 14
- どんな病態ですか ... 14
- どのように診断されますか ... 14
- どんな治療が行われますか ... 16
- 予後はどうですか ... 16
- After ... 17

### 03 ピック病 ｜器質性精神障害｜ ... 18
- 導入エピソード ... 18
- どんな人がなりやすいですか ... 19
- どんな病態ですか ... 19
- どのように診断されますか ... 20
- どんな治療が行われますか ... 20
- 予後はどうですか ... 20
- After ... 21

### 04 アルコール依存症 ｜精神作用物質使用による精神および行動の障害｜ ... 22
- 導入エピソード ... 22
- どんな人がなりやすいですか ... 24
- どんな病態ですか ... 24
- どのように診断されますか ... 25
- どんな治療が行われますか ... 26
- 予後はどうですか ... 28
- After ... 29

## 05 統合失調症 ┃統合失調症および妄想性障害┃ 30

- 導入エピソード ...... 30
- どんな人がなりやすいですか ...... 32
- どんな病態ですか ...... 33
- どのように診断されますか ...... 37
- どんな治療が行われますか ...... 40
- 予後はどうですか ...... 43
- After ...... 44

## 06 自己臭恐怖 ┃統合失調症および妄想性障害┃ 46

- 導入エピソード ...... 46
- どんな人がなりやすいですか ...... 47
- どんな病態ですか ...... 47
- どのように診断されますか ...... 50
- どんな治療が行われますか ...... 50
- 予後はどうですか ...... 50
- After ...... 51

## 07 うつ病 ┃気分(感情)障害┃ 52

- 導入エピソード ...... 52
- どんな人がなりやすいですか ...... 54
- どんな病態ですか ...... 54
- どのように診断されますか ...... 61
- どんな治療が行われますか ...... 62
- 予後はどうですか ...... 65
- After ...... 66

## 08 双極性障害 ┃気分(感情)障害┃ 68

- 導入エピソード ...... 68
- どんな人がなりやすいですか ...... 70
- どんな病態ですか ...... 70
- どのように診断されますか ...... 73
- どんな治療が行われますか ...... 73
- 予後はどうですか ...... 75
- After ...... 76

v

― contents ―

## 09 パニック症 ▎神経症性障害，ストレス関連障害および身体表現性障害 ▎ 78

- 導入エピソード 78
- どんな人がなりやすいですか 80
- どんな病態ですか 80
- どのように診断されますか 81
- どんな治療が行われますか 82
- 予後はどうですか 82
- After 83

## 10 強迫症(強迫性障害) ▎神経症性障害，ストレス関連障害および身体表現性障害 ▎ 86

- 導入エピソード 86
- どんな人がなりやすいですか 88
- どんな病態ですか 88
- どのように診断されますか 89
- どんな治療が行われますか 90
- 予後はどうですか 91
- After 92

## 11 適応障害 ▎神経症性障害，ストレス関連障害および身体表現性障害 ▎ 94

- 導入エピソード 94
- どんな人がなりやすいですか 95
- どんな病態ですか 95
- どのように診断されますか 96
- どんな治療が行われますか 96
- 予後はどうですか 96
- After 97

## 12 摂食障害 ▎生理的障害および身体的要因に関連した行動症候群 ▎ 98

- 導入エピソード 98
- どんな人がなりやすいですか 100
- どんな病態ですか 100
- どのように診断されますか 101
- どんな治療が行われますか 102
- 予後はどうですか 102
- After 103

## 13 睡眠障害（不眠症） 生理的障害および身体的要因に関連した行動症候群 ……104

- 導入エピソード……104
- どんな人がなりやすいですか……105
- どんな病態ですか……105
- どのように診断されますか……106
- どんな治療が行われますか……106
- 予後はどうですか……110
- After……111

## 14 境界性パーソナリティ障害 成人のパーソナリティおよび行動の障害 ……112

- 導入エピソード……112
- どんな人がなりやすいですか……114
- どんな病態ですか……114
- どのように診断されますか……116
- どんな治療が行われますか……116
- 予後はどうですか……117
- After……118

## 15 自閉症 広汎性発達障害 ……120

- 導入エピソード……120
- どんな人がなりやすいですか……121
- どんな病態ですか……121
- どのように診断されますか……123
- どんな治療が行われますか……123
- 予後はどうですか……124
- After……125

### ADHDとチック症 ……126

小児期および青年期に通常発症する行動および情緒の障害
- 注意欠如・多動症／注意欠如・多動性障害
- チック症群/チック障害群（tic disorders）

### てんかん  てんかん ……127

- てんかんとは何か
- てんかんの症状
- てんかんの治療
- てんかんと精神科との関係

## コラム 目次

### 01 アルツハイマー病
①アルツハイマー先生について …… 5
②アルツハイマー病を発症した有名人 …… 6
③アルツハイマー病と糖尿病 …… 9

### 02 レビー小体型認知症
①長谷川式簡易知能評価スケール …… 14
②レム睡眠行動障害 …… 15
③レビー小体型認知症と小阪憲司 …… 16

### 03 ピック病
①ピック病という病名 …… 19

### 04 アルコール依存症
①依存症の生物学的基礎，A10ドーパミン神経系について …… 24
②ギャンブル依存 …… 26
③アセトアルデヒド …… 27
④アカンプロサート …… 28

### 05 統合失調症
①統合失調症という病名 …… 32
②統合失調症と知的能力 …… 34
③陽性症状，陰性症状について器質力動論とドーパミン説との関連 …… 38

### 06 自己臭恐怖
①神経症の概念 …… 48

### 07 うつ病
①うつ病を発症した有名人 …… 54
②うつ病とうつ状態 …… 56
③新型うつ病について …… 60
④うつ病と認知症 …… 62
⑤電気ショック療法，通電療法 …… 64
⑥認知行動療法 …… 65

### 08 双極性障害
①双極性障害を患った有名人 …… 71
②単一精神病論 …… 72
③循環気質 …… 75

### 09 パニック症
①扁桃体 …… 81

### 10 強迫症（強迫性障害）
①強迫症と関連する障害 …… 90
②強迫症を患った有名人など …… 91
③SSRI …… 91

### 12 摂食障害
①摂食障害についてのトピック …… 100
②自助グループ …… 101
③再摂食症候群 …… 102

### 13 睡眠障害（不眠症）
①睡眠に関する生理メカニズム …… 108

### 14 境界性パーソナリティ障害
①境界性パーソナリティ障害と映画 …… 114
②防衛機制 …… 115

### 15 自閉症
①サヴァン症候群 …… 121
②オキシトシン …… 123

索引　129

＊本書の導入エピソードで紹介する患者さんは，すべて仮名です．

【表紙・本文デザイン】サンビジネス
【導入エピソードイラスト】川野郁代

| 01 | アルツハイマー病 |
| 02 | レビー小体型認知症 |
| 03 | ピック病 |
| 04 | アルコール依存症 |
| 05 | 統合失調症 |
| 06 | 自己臭恐怖 |
| 07 | うつ病 |
| 08 | 双極性障害 |
| 09 | パニック症 |
| 10 | 強迫症(強迫性障害) |
| 11 | 適応障害 |
| 12 | 摂食障害 |
| 13 | 睡眠障害(不眠症) |
| 14 | 境界性パーソナリティ障害 |
| 15 | 自閉症 |

- ADHDとチック症
- てんかん

# 01 アルツハイマー病

■器質性精神障害■

　田中洋子さん(仮名)は75歳の家庭の主婦です．5歳上のご主人とともに，家業の青果商に従事しながら，二人の子供を育てあげてきました．最近は夫婦ともに年をとったので，お店の経営は成長した息子夫婦に徐々にまかせるようにして，夫婦二人でのんびりした老後を送ろうと考え始めていました．

　ところが，洋子さんに徐々に異変が生じ始めました．お店の帳簿付けは主に洋子さんが行っていたのですが，だんだんに記載漏れや計算間違いが多くなってきました．またお客さんからの注文を忘れることが多くなり，苦情が相次いで寄せられるようになりました．さらに自分の持ち物をなくすことが多くなり，家のなかであれこれと物を探し回るようになりました．

　ご主人をはじめ家族も洋子さんの物忘れが目立つことを心配するようになりました．しかし，ご主人自身にも物忘れなどの自覚症状があり，洋子さんも普通の老化現象によるのではないかとの思いもあり，病院受診まではふみだせずにいました．やがて，洋子さんは，自分あてに届いていたはずの親せきからの手紙がなくなったが，それはお嫁さんが盗んで隠し持っているのではないか，と言い始めました．お嫁さんには全く心当たりがないことだったので，その言葉に大いに傷つけられました．さらにその言動はエスカレートして，お嫁さんが自分の財布を盗んだと

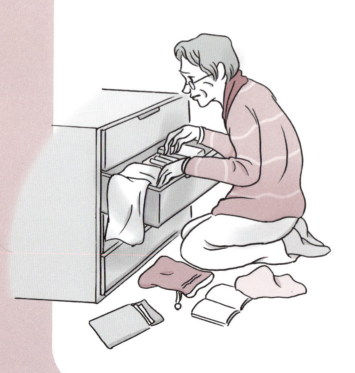

まで言うようになりました．その結果，息子夫婦との大げんかにまで発展し，お嫁さんは「離婚して家を出ていく」とまで言い始めました．

さらに，洋子さんは「いま住んでいる所は自分の家ではないので，自分の家に帰りたい」と言い始めました．どうやら結婚前の自分の実家をいまだに自宅だと思い込んでおり，そこに行きたいと考えているようです．ついには，いつのまにか家を抜け出して行方不明になる事件がおきました．夜になってもいつまでも帰宅しない洋子さんのことを心配して，家族は警察に捜索を依頼しました．洋子さんは翌日になって，何キロメートルも離れた遠くの町で，挙動不審者として警察に保護され，どうにか自宅に戻ってくることができました．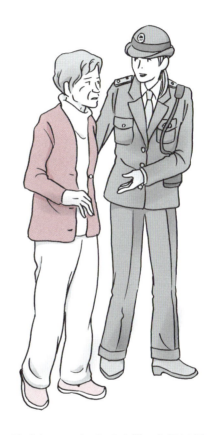それ以来，家族も洋子さんの動向には注意していたのですが，さらに行方不明事件を繰り返し起こしたため，ご主人もついに病院で洋子さんに診察を受けさせることを決断しました．

病院では認知機能テストを行い，認知症レベルの知的能力の低下があるとされました．また画像診断によって大脳の全般的萎縮が認められ，アルツハイマー型認知症との診断を受けました．また，物をお嫁さんに盗られたとの言動は，認知症に伴う物盗られ妄想であるとされました．

# アルツハイマー病とは？

 どんな人がなりやすいですか

わが国の老年期認知症の絶対数は2012年で460万人とされています．そのなかの過半数がアルツハイマー病です．高齢になるほど，発症が多くなります．男女差があり，女性のほうが発症率が高いとされていますが，その理由は明らかではありません．

また認知症ほど重くはないものの，記憶力が軽度に低下し，将来，認知症を発症する可能性がある状況の人を，軽度認知障害（mild cognitive impairment：MCI）と呼びますが，MCIの人はわが国で約400万人ほどいるとされています．

 どんな病態ですか

## （1）症状進行の経過

大体，次のような経過をたどります（図1）．

①1期（軽度）

物忘れが目立ち，電話で話した内容などをすぐ忘れるようになります．女性だと家事ができなくなり，味付けがおかしくなったり，毎日，同じ料理を作ったりすることなどで異常に気付かれます．買い物に行って，いつも同じ食品を買い込んでくる一方で，冷蔵庫の中の始末ができずに多くの食品を冷蔵庫内に長時間放置して腐らせたりします．「ガスの火をつけっぱなしにする」「着脱衣にとまどう」「同じことを何回も繰り返して話す」などにより，家族が異常に気付くことがあります．字もうまく書けなくなります．

②2期（中等度）

いまいる場所や現在の時間がわからなくなってきます．このような状態を，時間や場所についての見当識の障害があるといいます．道がわからず迷子になったり，徘徊が生じたりします．場所についての見当識障害と徘徊

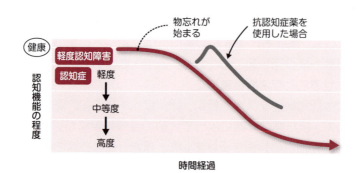

図1 認知症の進行のしかた
進行はゆっくりで，物忘れだけの軽度認知障害から，徐々に認知機能が低下していく．認知機能の低下が進むと日付があいまいになったり，場所がわからなくなったりするようになる．

はアルツハイマー病にかなり特徴的な症状です．

アルツハイマー病は大脳全体が萎縮していく病気ですが，その初期には大脳のなかでも萎縮しやすい場所と，しにくい場所があります．アルツハイマー病の初期には，記憶形成に関与する海馬（➡81頁，コラム1の図参照）と，場所の認識に関わる頭頂葉が障害されやすいとされます．そのため，アルツハイマー病では病初期から，記憶力低下（特に新しいことを覚えこむ力が低下し，これを記銘力の減弱といいます）とともに，居場所がわからなくなります．これに対し，病気の初期，中期には運動領野（前頭葉の後ろにあり，随意運動を起こす命令を出す機能がある場所のこと）は障害されません．したがって，アルツハイマー病の初期，中期では運動機能はよく保たれており，運動麻痺も生じません．筋力もかなりあります．しかし，そのことがかえって，徘徊や暴力行為などを生じることにつながり，介護する人たちの負担になるのです．

言語理解や表現能力が低下したり，まとまった作業能力が低下したりします．

③3期（高度）

家族の名前や顔がわからなくなります．簡単な計算もできず，自分の名前さえ答えられなくなります．自分でトイレや着替えができなくなり，日常生活全般に介護を必要とする状態に陥ります．食事も介助が必要になってきます．

前述のように，アルツハイマー病では，軽度，中等度は身体的障害は目立たないのですが，高度になると運動機能も低下し，やがて寝たきりとなります．

最終的に大脳半球機能が完全に失われ，そのためにすべての認知機能や運動機能が失われます．その反面，循環，呼吸などの脳幹の営む生命維持機能（植物的機能）だけは高度になっても保たれていて，そのような状態で何年も生き続ける人がいます．とくに最近，自力で食事がとれなくなった場合に胃瘻（胃と腹壁の間に穴を開け，そこから栄養を補給する）を行い，延命する例が増えています．このような状態を遷延性植物状態あるいは失外套症候群と呼ぶことがあります．失外套症候群とは，両側大脳半球が脳全体を外套のように被っている形になっており，その外套部分の機能が廃絶したという意味に由来します．

最終的には，衰弱，肺炎などで死亡に至ります．以上の全経過は数年から十数年です．

### アルツハイマー先生について

　アルツハイマー病を初めて記載した学者は，100年ほど前のドイツの精神科医，アロイス・アルツハイマーです．その人の名前を記念して，老年期の認知症をアルツハイマー病と呼ぶようになりました．人名のついた病名は他にも多くありますが（たとえばバセドウ病など），アルツハイマー病は人名のついた病気のなかでも最も患者数が多い病気です．なおアルツハイマー先生が記載した最初の症例は50歳代の初老期に発症した認知症患者であり，したがって昔（筆者の学生時代など）は，初老期発症の患者だけをアルツハイマー病とよんでいました．しかし，いまは発症年齢を問わずアルツハイマー病というようになっています．初老期発症の若年性アルツハイマー病は老年期発症のものに比べて，進行が早い傾向があります．

## （2）臨床症状

認知症の症状を大きく，中核症状と周辺症状に分けることがあります．

### ①中核症状

中核症状とは記憶力障害，失語，失行，失認などの症状で，認知症の基本的症状です．失語とは言語を発したり，理解したりする機能が失われることです．失行とは運動麻痺などはなくても目的にかなった運動ができなくなることで，たとえば衣類を脱ぎ着したり，道具を使うことができなくなったりします．失認とは末梢の感覚機能は正常であるにもかかわらず，物を見てもそれが何かわからなくなったり，場所や位置がわからなくなったりすることです．これらは，いずれも大脳皮質の特定の部位が損傷されることが原因です．このような中核症状がなければ認知症とは言えません．

### ②周辺症状

上記の中核症状に対し，周辺症状とは認知症患者の示す様々な問題行動のことです．この周辺症状については，それほど目立たない例から多く出現する例まで，患者によって様々でかなりの個人差があります．周囲の介護する人を悩ませるのは，むしろこのような周辺症状を生じている患者たちです．この周辺症状のことを，BPSD (behavioral and psychological symptoms of dementia, 認知症の行動・心理症状）とも呼びます．

周辺症状（BPSD）には次のような症状があげられます．妄想，幻覚，抑うつ，せん妄，徘徊，不潔行為，蒐集癖，異食，興奮，暴力行為などです．

認知症の人には被害妄想の一種の物盗られ妄想が出やすいことが知られています．認知症患者は自分の記憶障害のため，持ち物を置き忘れて紛失してしまうことがよくありますが，そのようなとき，自分が忘れたためとは考えず，他人に盗まれたと思い込んでしまうことです．

せん妄は意識障害の一種ですが，単純な意識のくもりだけではなく，それに加えて幻覚，妄想，興奮，日内リズムの乱れなどを生じるような状態です．高齢者や認知症患者では特に夜間に生じやすいことが知られており，これを夜間せん妄といいます．たとえば，日中はぼんやりとしているのですが，夕方頃から騒ぎはじめて夜眠らず，大声を出したり，徘徊したりします．これは施設や家庭で認知症の人を世話している介護者を悩ませる重大な症状です．

石鹸など食べ物でない物を口にする異食症，汚れ物をため込んだりする蒐集癖，自らの排泄物をいじったり，口にしたりする不潔行為なども時折みられる症状です．さらに怒りっぽくなったり，暴力行為を出したりする人もいます．暴力はときに周囲の人に怪我をさせるほど激しいこともあります．

### コラム2　アルツハイマー病を発症した有名人

レーガン元アメリカ大統領，俳優チャールトン・ヘストンなど多くの有名人がアルツハイマー病で亡くなりました．レーガンやヘストンはアルツハイマー病を患っていることを自ら公表しました．このように自らの運命を受け入れて，それを堂々と公表するアメリカ人の姿勢には感銘させられるものがあります．

## (3)原因

アルツハイマー病は大脳の変性疾患です．神経変性疾患とは脳や脊髄といった神経系のなかで，ある特定の神経細胞群（たとえば認知機能に関係する神経細胞群，あるいは運動機能に関係する細胞群など）が徐々に障害を受け脱落してしまう病気です．多くの変性疾患の原因はまだよくわかっていません．脱落する神経細胞群は病気によって異なっています．アルツハイマー病では大脳の神経細胞が徐々に破壊され，消失していきます．その結果，大脳の萎縮が生じて，症状としては認知症と人格変化が徐々に進行していきます．最終的には高度の認知症状態となって死亡します．

病理学的には，神経細胞の崩壊，消失に加えて，老人斑と神経細胞内の神経原線維変化という所見が認められます．老人斑の成分はアミロイドベータというタンパク質であり，神経原線維変化は過剰にリン酸化されたタウタンパク質という物質からできています．

アルツハイマー病の発症について，アミロイドベータが主な原因とする説と，リン酸化されたタウタンパク質が関与しているとの説がありますが，現時点では前者のほうが有力です．つまり，初めにアミロイドベータが産生され，次いでそのアミロイドベータがタウタンパク質をリン酸化するとの説です．さらにアミロイドベータとリン酸化されたタウタンパク質の両方が脳内に蓄積して神経細胞を破壊していくことが発病と関係しているとされます．

人の21番目の染色体にアミロイド前駆タンパク質の合成を指令している遺伝子が存在しています．このアミロイド前駆タンパク質が適切に分解されれば異常は生じないのですが，様々な原因で不適切に切断されると，そこからアミロイドベータという異常タンパク質が生じてアルツハイマー病を発症させます．家族性に発症する一部のアルツハイマー病では原因遺伝子も発見されています．他方で遺伝子異常の発見されていない大多数のアルツハイマー病でなぜ，アミロイドベータが蓄積しやすいのかはまだ不明です．

なおアルツハイマー病では大脳全般の神経細胞が脱落していきますが，特にアセチルコリン神経細胞の消失が記憶障害と関係しているとの説が有力です．

## どのように診断されますか

### (1)認知症検査スケール

老年期認知症の簡便なスクリーニング法として，わが国では改訂長谷川式簡易知能評価スケールが多く使用されています．Mini Mental State Examination（MMSE）も簡便なスケールとして世界的に使用されています．

### (2)画像診断

認知症を生じるような器質性の脳疾患では，精神科で診療する疾患としては例外的に画像などの客観的な診断技術を利用することができます．

CT（コンピュータ断層撮影）やMRI（磁気共鳴画像）による脳の形態学的変化を捉える画像診断が認知症の診断では重要です．PET（陽電子放出断層撮影）やSPECT（単一光子放出コンピュータ断層撮影）は局所脳血流の増減の画像化が可能であり，やはり認知症診断に役立ちます．最近ではアルツハイマー病の原因物質であるアミロイドベータ蛋白質の蓄積状態をPETで画像化することも可能になっています．

図2にアルツハイマー病（高度）患者のMRI画像を示しました．

DSM-5（Diagnostic and Statistical Manual of Mental Disorders, Fifth Edition，精神

| | |
|---|---|
| **A** | 1つ以上の認知領域（複雑性注意，実行機能，学習および記憶，言語，知覚-運動，社会的認知）が，以前よりも低下している．次のような証拠がある．<br>(1)本人，本人を知る情報提供者，臨床家などによる認知機能の低下が存在するとの懸念．<br>(2)定量的臨床評価によって実証された認知行為の障害． |
| **B** | 認知欠損のために日常活動の自立が妨げられている（例えば請求書の支払いや薬の管理など）． |
| **C** | 認知欠損は，せん妄によるものではない． |

表1 認知症の診断基準
（日本精神神経学会・日本語版用語監修，髙橋三郎，大野 裕・監訳：DSM-5 精神疾患の診断・統計マニュアル．p594，医学書院，2014 より抜粋．）

| | |
|---|---|
| **A** | 上記の認知症の基準を満たす． |
| **B** | 2つ以上の認知領域で，その障害が徐々に発症し，進行する． |
| **C** | 以下の2つのうちのどちらかがあり，確実なアルツハイマー病の基準を満たす．<br>(1)家族歴や遺伝子検査から，アルツハイマー病の原因になる遺伝子変異が存在する．<br>(2)以下の3つすべてが存在している．<br>　(a)記憶，学習，さらに少なくとももう1つの認知領域の低下が明らか．<br>　(b)着実に緩徐進行する．<br>　(c)他の原因が存在しない． |

表2 アルツハイマー病による認知症の診断基準

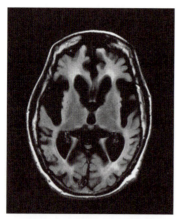

図2 アルツハイマー型認知症の頭部MRI画像
（62歳女性，脳回の萎縮，脳室の拡大が著明）
（浴風会病院，吉田亮一院長からの提供を受ける）

疾患の分類と病態の手引き，アメリカ精神医学会作成）による認知症の診断基準は表1のとおりです．

DSM-5による「アルツハイマー病による認知症」の診断基準は表2のとおりです．

## どんな治療が行われますか

### (1)薬物

脳内の記憶に関係する神経伝達物質であるアセチルコリンを増やす薬剤（ドネペジル）が長らく使用されてきました．ドネペジルはアセチルコリン分解酵素阻害薬の作用をもっており，アセチルコリンの分解を抑制して，その量を増加させます．ドネペジル同様の作用をもった抗認知症薬として，ガランタミンとリバスチグミンが使用されるようになりました．またグルタミン酸受容体拮抗作用をもつメマンチンも上市されています．グルタミン酸は興奮性神経伝達物質であり，その作用が過剰になると神経細胞過剰興奮の結果，神経細胞の傷害を起こすとされます．グルタミン酸受容体拮抗薬のメマンチンはそのようなグルタミン酸による神経細胞の過剰興奮を抑制して，抗認知症効果を示すとされます．

このような抗認知症薬は，初期であれば1〜2年，進行を遅らせることができます．しかし症状の進行を停止させることはできないので，根本的治療薬ではありません．現在，アミロイドベータの蓄積を減少させるような薬物の開発が盛んに行われています．そのような薬物が使用されるようになれば，アルツハイマー病の根本的治療法になる可能性があるので大いに期待されていますが，まだ確実に臨床効果が確かめられた薬剤は存在し

ません．

周辺症状（興奮，暴力行為，妄想，うつ状態，不眠など）に対しては，抗精神病薬，抗うつ薬，睡眠薬，漢方薬（抑肝散）などの使用によりかなり改善することもあります．

たとえば，暴力行為，夜間せん妄にはやむをえず，元来は統合失調症の治療薬である非定型抗精神病薬（錐体外路系の副作用が少ない）が使用されることがあります．これはいま，保険適用外であり，また認知症患者に用いると死亡率を増やすとの報告があるのですが，問題行動を抑えるため使用せざるをえないことがあります．

### (2) 心理療法やケア

知的能力は低下しても感情面での反応は保たれているので，人格の尊厳に配慮することが何よりも重要です．

さらに，様々な生活上の工夫で患者をサポートすることが必要です．たとえば，カレンダーなどを用いて日付を繰り返し伝える，徘徊の多い人には着る物に住所，名前の札をつけるなどです．

回想法や音楽，絵画療法などの心理療法が有効な場合があるとされます．回想法とは，認知症の患者は新しいことは記憶できなくても，古い記憶は残っているので，昔使用していた物品などをきっかけにして古い記憶を呼び起こし患者同士で懐かしい思い出を語り合い，聞いてもらうことで感情や意欲を保ち向上させ，認知症の進行を抑えようとする試みです．また音楽や絵画で自分の気持ちを表現することも不安を軽減する効果があります．

このような試みが本当に認知症の進行を抑制する効果があるかは疑問視する見方もありますが，何もしないでいるよりはいいでしょうし，またそのように周囲から働きかけると，中核症状の改善は困難であっても，周辺症状の改善には効果をもたらすことがあると思われます．

 予後はどうですか

進行をくいとめる治療はいまのところ存在せず，その意味では予後はいまだに不良です．

 **アルツハイマー病と糖尿病**

アルツハイマー病の原因はアミロイドベータ蛋白質の蓄積だろうと考えられていて，このアミロイドベータの蓄積を防止する手段がない現在，治療はもとより，予防することは極めて困難です．しかし，最近，糖尿病の人はそうでない人に比べて，アルツハイマー病を発症しやすいとの研究報告が行われました．

したがって糖尿病予備軍の人は糖尿病予防に努めることによってアルツハイマー病発症も予防することができる可能性があります．

## 洋子さんの その後

　洋子さんはアルツハイマー病への適応が認められている，抗認知症薬の服用を行いました．一時的に認知機能は改善したように見えましたが，認知機能の低下は，その後も徐々に進行しているようで，お店の仕事はもちろんのこと，家事全般も行うことが困難になってきています．

　被害妄想に対しては，少量の非定型抗精神病薬が処方されました．被害的訴えはいくらか減少しましたが，それでも，思い出したように「物がなくなった，誰かに盗られたのだ」と述べることがあります．お嫁さんに対しては，物盗られ妄想は認知症の患者によく見られる症状であるとの説明がなされました．お嫁さんも病気の症状であれば，やむをえないとのことで納得され，どうにか気持ちも落ち着いたようです．

　家族にとっては，徘徊して行方不明になることが最も心配なことでした．自宅ではどうしても目が届かないということになり，最終的に洋子さんは特別養護老人ホームへの入所となりました．ホーム内でも徘徊はあるのですが，周囲の介護者も注意していますので，何とか行方不明になることは免れています．

　施設内では回想法のグループに参加しました．ご主人や息子さんの顔もわからなくなりかけているのですが，子どもの頃のことは記憶に残っているようで，グループ内での会話を他の認知症の仲間たちとともに，もっともらしく行うことは可能です．周囲の人たちとの交流があると気持ちも安定するようで，被害的な内容の言動は少なくなっています．

MEMO

# 02 レビー小体型認知症

■器質性精神障害■

　山本良夫(仮名)さんは75歳です．会社を60歳過ぎで定年退職後，悠々自適の生活をしてきました．3人の子どもがいますが，いまは長女一家と同居しています．妻とは5年前に死別しています．

　これまで健康で，特に問題もなく過ごしてきました．妻との死別後，しばらくは落ち込みましたが，うつ病といえるほどの状態にはならず，1年ほどで落ち着きを取り戻しました．そのようなあるときから，山本さんには現実には存在しないものが見えるようになりました．

　それらは人間のようであったり，猫や犬のような形をしていたりすることもあります．じっと座っていることもあれば，ふわふわと空中を浮かんでいることもあります．それらに向かって，「そこをどきなさい」と話しかけてもどこうとはしません．家族にそのことを告げても，家族は自分たちには何も見えないと述べ，山本さんの言うことを信じようとはしません．家族にその存在を否定されると，山本さんもそれらは自分だけに見えて，他の人には見えていないのだ

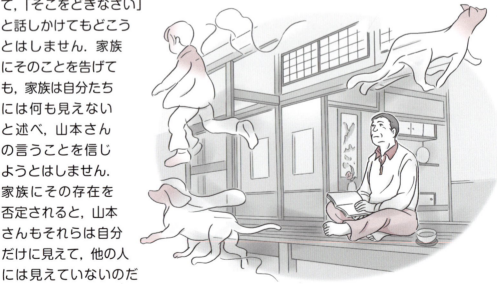

と一時的に思うこともありました．しかし，山本さんには，それらがありありと見えるので，すぐにその実在を疑うことができなくなってしまうのです．

　山本さんは，もしかすると目が悪いのが原因ではないかと考え，近くの眼科医で診察を受けてみました．眼科医からは軽度の白内障以外には特に問題はないと告げられ，精神科受診を勧められました．

　山本さんにとっては不本意でしたが，娘の付き添いのもと精神科を受診しました．精神科での診察で，山本さんは次のようなことを述べました．

　「たくさんの人間が見えることがあります．大きな大人のこともあれば，小人のようで，子どものようにも見えます．その人たちは，何の断りもなく家に住み着いているのです．さーさーと瞬間的に見えることもあれば，ずっと見え続けることもあります．」

　家人からの情報では，山本さんは一応，それらは幻覚であると理解はしているようではあるものの，ときどき，「このままではあの人たちに家を乗っ取られる」と述べることもあり，現実と非現実の境があいまいとなって，幻覚に支配されての被害妄想的症状も出没するようです．

　また，幻視は自宅のなかの雑然と物が置いてあるような場所で多く出現するようですが，整然とした場所や病院受診中には幻視は出現しないようです．

　このように症状はかなり変動的です．

　認知機能検査を行ったところ，長谷川式簡易知能評価スケールでは21点と，ある程度の認知機能の低下は存在するのですが，まだ認知症レベルではありませんでした．身の回りのことも一通りできており，日常生活からも，重い認知症レベルではないと判定されました．また，パーキンソン症状は認められませんでした．

　しかし，生き生きとした特徴的な幻視症状が存在することから，レビー小体型認知症の疑いがあると診断されました．

# レビー小体型認知症とは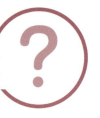

 **どんな人がなりやすいですか**

レビー小体型認知症は初老期から老年期に発症します．老年期認知症のなかで，レビー小体型認知症はアルツハイマー型認知症，脳血管性認知症と並んでかなり多いものであり，現在，三大認知症と言われるようになりました．レビー小体型認知症は全認知症の20〜35％とされます．

 **どんな病態ですか**

### (1) 臨床症状

進行性の認知症に加えて，生き生きとした幻視とパーキンソン症状［運動減少，固縮（筋肉の緊張の亢進），振戦（手の振え）］が特徴的な症状です．発病の当初では認知症症状はあまり目立ちません．また症状が変動しやすいことも特徴的です．

うつ症状，幻視と結びついた妄想，自律神経症状（便秘，起立性低血圧など）も出現しやすい傾向があります．またレム睡眠行動障害（睡眠中の寝ぼけ，大声，暴力行為）が認知症発症のかなり前から存在することがあります．

### (2) 原因

大脳変性疾患です．神経細胞内にレビー小体という構造物が出現するという病理学的特徴があります．このレビー小体はレビー小体型認知症以外にも，パーキンソン病に出現します．パーキンソン病の場合はレビー小体が脳の下のほうにある脳幹に出現するのに対し，レビー小体型認知症の場合は，大脳皮質全体に出現します．最近はこの両者を合わせてレビー小体病と呼ぶことがあります．

レビー小体の構成成分はα（アルファ）シヌクレインという物質で，この物質の蓄積が発病に関係していると考えられます．αシヌクレインの蓄積は多系統萎縮症など他の神経変性疾患にも出現します．このようなαシヌクレインの蓄積によって生じる神経変性疾患（パーキンソン病，レビー小体型認知症，多系統萎縮症）をシヌクレオパチーと呼びます．

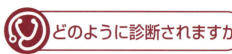 **どのように診断されますか**

### (1) DSM-5による診断

DSM-5によるレビー小体型認知症の診断基準は表のとおりです．

---

 **コラム1　長谷川式簡易知能評価スケール**

わが国の長谷川和夫が開発した認知症評価スケールです．簡便なのでわが国の臨床現場ではよく使用されます．30点満点であり，20点以下は認知症の可能性が高いと判定されます．なお世界的にはMini-Mental State Examination（MMSE）のほうが使用されています．

## (2)画像診断

さらに次のような画像診断が診断の手がかりになります.

CTやMRIで全脳の萎縮が認められます.

またPETやSPECTで大脳後頭葉の血流低下を認めることが多いとされます. 後頭葉は視覚を処理する部位なので, このことが幻視の発現と関係している可能性があります.

MIBG［メタヨードベンジルグアニジン(ノルアドレナリン類似化合物)］心筋シンチグラフィーによって, 心臓の交感神経終末の取り込み機能低下が認められます. これはパーキンソン病やレビー小体型認知症のようなレビー小体病では, 心臓に分布している交感神経も障害されるためです.

 認知症の基準を満たす.

 徐々に進行する.

**C** 以下の2つの中核的特徴, または1つ以上の中核的特徴と1つ以上の示唆的特徴をもつ.

(1) 中核的な診断的特徴
　　(a) 認知機能の動揺, 注意や覚醒度の変動しやすさ
　　(b) 詳細な繰り返し出現する幻視
　　(c) (認知機能低下に引き続いて起こる)パーキンソン症状
(2) 示唆的な診断的特徴
　　(a) レム睡眠行動障害
　　(b) 抗精神病薬を投与すると副作用が極めて出やすい

表 レビー小体病を伴う認知症の診断基準
(日本精神神経学会・日本語版用語監修, 髙橋三郎, 大野　裕・監訳：DSM-5 精神疾患の診断・統計マニュアル. pp609-610, 医学書院, 2014より抜粋.)

 **レム睡眠行動障害**

高齢男性に多い睡眠障害です. レム睡眠中は夢を見ていることが多いのですが, 通常はその間, 脳からの運動指令は遮断されて金縛り状態にあるので, 夢と関連した行動を生じることはありません. しかし, レム睡眠中であるにもかかわらず, その機序が機能しなくなり, 夢のなかの行動がそのまま出現してしまうことをレム睡眠行動障害といいます. 夢の内容に一致して激しい寝言や叫び声をあげ, 徘徊したり側で寝ている配偶者に暴力をふるったりすることがあります. レム睡眠行動障害は特発性のこともありますが, レビー小体型認知症, パーキンソン病, 多系統萎縮症などの随伴症状として出現することがあります. この治療には抗パーキンソン薬か, クロナゼパムというベンゾジアゼピン系の抗てんかん薬が有効です.

## どんな治療が行われますか

認知機能低下にはドネペジルを用います．ドネペジルはアセチルコリンを増加させ，認知機能を改善する作用があり，元来はアルツハイマー病の治療薬ですが，レビー小体型認知症にもかなり有効性があるとされ，最近，本症にも保険適用になりました．

幻視には錐体外路性副作用を生じにくい非定型抗精神病薬を使用します．レビー小体型認知症はパーキンソン症状を生じやすいので，ドーパミン受容体遮断作用のある抗精神病薬の副作用が出やすく，その点での注意が必要です．非定型抗精神病薬のクエチアピンは錐体外路性副作用を極めて生じにくいので，その使用が推奨されています．

パーキンソン症状が出現した場合にはパーキンソン病治療薬（ドーパミン賦活薬）を使用します．

しかし，これらは対症療法的薬物療法であって，根治療法ではありません．

認知機能は発病当初はよく保たれているので，幻視症状については，「それは病気の症状である」と説明すると理解してくれることもあります．

また部屋が暗かったり，荷物が多かったり，柄物のカーテンなどがあったりすると幻視を誘発しやすい傾向があります．したがって，部屋を明るくする，室内をシンプルに整頓する，無地のカーテンに変えるなどの対応を行うと，幻視や妄想を減少させることも可能です．

## 予後はどうですか

上記治療によって一時的にある程度，症状が改善することがあります．しかし，症状の進行抑制は困難です．最終的には高度の認知症状態になり，寝たきりとなって死亡します．

---

### コラム 3　レビー小体型認知症と小阪憲司

　レビー小体型認知症は，比較的新しい概念です．昔からこのような認知症患者はいたのでしょうが，この概念が生まれるまでは，おそらくアルツハイマー病と診断されていたのでしょう．このレビー小体型認知症がアルツハイマー病などとは異なる別の病気であり，またパーキンソン病と関連のあるものとし，両者を含めてレビー小体病としてまとめるという重要な提唱を行った学者は，わが国の精神科医の小阪憲司です．世界に誇る業績と言えます．

## 山本さんの その後

　臨床症状から，山本さんはレビー小体型認知症の疑いがあると診断されました．大学病院に依頼して，SPECT検査を行ったところ，後頭葉の血流低下が認められたため，その診断がほぼ確定しました．

　幻視に対して，抑肝散という漢方薬や非定型抗精神病薬が使われましたが，症状はあまり改善しません．そのうちに，幻視のなかに出てくる人たちが自分の持ち物を盗むと言い出しました．そのため自分の持ち物を隠すのですが，その隠し場所を忘れてしまい，探し回ることが多くなってきました．それに伴い認知機能もさらに低下を示したので，ドネペジルが投与されましたが，あまり有効とは思われませんでした．

　さらに，振戦，固縮といったパーキンソン症状が徐々に出現し始めました．抗パーキンソン薬により，パーキンソン症状はいくらか改善が認められました．

　このような状況で外来通院を継続していますが，今後も徐々に症状が進行していくことが予想されます．

■器質性精神障害■

# 03 ピック病

　松下秋子(仮名)さんは45歳の主婦です．短大卒業後，OL勤務をした後，結婚して専業主婦をしてきました．真面目な性格で普通に家事をこなし，仕事で忙しい夫を支えてきました．

　ところが，いつのころからか徐々に無気力となり，仕事がだらしなくなってきました．夫は最近，よく耳にするうつ病ではないかと考え，近くのメンタルクリニックを受診させました．クリニックでは，うつ病の可能性もあるとのことで，抗うつ薬が処方され，しばらく通院を続けることになりました．

　しかし，病状は変わりありません．それどころか，無気力な状態はますますひどくなり，家事は行わず，家の中は荒れ放題のありさまです．また妙に怒りっぽくなり，注意する夫に手を振り上げて抵抗するような行為が出現しました．夫からその状況を聞いた主治医は，認知症も疑い，簡単なスクリーニングテストを行いましたが，いずれも完璧な答えで認知症の診断を行うことはできず，さらに経過をみることとしました．

　そのうちに，秋子さんはとんでもない事件を引き起こしました．近くのスーパーで万引きをして，店員に取り押さえられたのです．万引きの仕方は，こそこそと盗み出すというよりは，皆の見ている前で平然と自分のカバンに物を入れてしまうという，かなり大胆な行為でした．

　呼び出された夫は，平謝りに謝るとともに，秋子さんが現在うつ病で通院しており，精神的に不安定であるといった事情を述べ，初犯でもあったので何とか許してもらいました．ところが数日後，秋子さんはまた同じ店で，前と全く同じ万引き行為に及んだのです．さすがに今回は見逃してもらうことはできず，警察に通報され数日間，留置場に留められることになってしまいました．

　夫からその出来事を聞いた主治医は，ピック病の可能性を考え，関連の大学病院精神科での詳しい検査を依頼しました．

　検査の結果，MRIで秋子さんの前頭葉が著明に萎縮している像が認められ，ピック病との診断がくだされました．

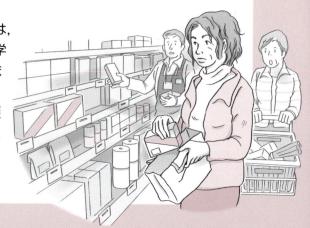

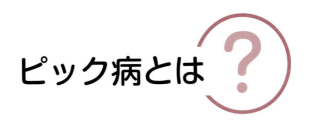

# ピック病とは？

## どんな人がなりやすいですか

それほど多い病気ではありません．有病率推定値は10万人につき2〜10人とされます．40〜60歳くらいの初老期に発症します．男女比は1対1です．

## どんな病態ですか

### (1) 臨床症状

前頭葉が障害されるため，初期から人格変化が目立ちます．道徳的，倫理的な逸脱行為，衝動行為を生じることがあります．たとえば，万引き行為を繰り返しても全く反省しないなどの行動異常を生じます．ときに暴力行為の出現もあります．

患者に対する周囲の人達の働きかけに対して，まじめに対応しようとする努力をしないといった独特な"人を食ったような"態度が特徴的であるとされます．このような症状を考えの怠惰(考え無精)といいます．

日常生活でいつも同じような行動を繰り返す常同行動が見られることがあります．たとえば，施設内などで，いつも一定の場所を徘徊するような行為が続きます．また滞続言語といって，問いかけの言葉や前後の文脈とは全く無関係に，ある一定の文章を絶えず繰り返すような言語異常を生じることがあります．言語中枢が損傷される結果，失語症状が目立つこともあります．

発病初期には知能低下は出現せず，人格変化のみが目立ちますので，昔は統合失調症，うつ病，パーソナリティ障害などと誤診されることが多かったようです．いまは画像診断が行われるので，ピック病との診断は昔よりは容易になっています．進行すれば認知症が目立ってきます．最終的には身体衰弱，寝たきりとなり死亡します．

### (2) 原因

いまだに原因不明の大脳の変性疾患です．前頭葉と側頭葉に限局した萎縮を生じるので前頭側頭型認知症ともいいます．10％程度は常染色体性優性遺伝形式をとる遺伝性疾患です．

### コラム 1  ピック病という病名

昔のドイツの医学者のピックがこの病気の記載を行ったので，わが国ではピック病という病名が長く使用されてきました．しかし米国のDSMではピック病とはいわず，前頭側頭型認知症という疾患名が使用されています．

ピック病

 **どのように診断されますか**

### (1) DSM-5による診断

DSM-5による前頭側頭型認知症の診断基準は表のとおりです.

### (2) 画像診断

CTないしMRIによる画像診断が重要です. 図にピック病のMRI画像を示します.

| | |
|---|---|
| **D** | 認知症の基準を満たす. |
| **E** | その障害が徐々に発症し, 進行する. |
| **F** | (1)または(2)<br>　(1)行動障害型<br>　　(a) 以下の行動症状のうち3つ, またはそれ以上<br>　　　ⅰ 行動の脱抑制<br>　　　ⅱ 無気力<br>　　　ⅲ 思いやりや共感の欠如<br>　　　ⅳ 保続的, 常同的または強迫的行動<br>　　　ⅴ 口唇傾向または食行動の変化<br>　　(b) 社会的認知能力または実行能力の顕著な低下<br>　(2)言語障害型<br>　　(a) 発語量, 喚語, 呼称, 文法, 語理解などの言語能力の顕著な低下 |
| **G** | 学習, 記憶, 知覚運動機能は比較的に保たれている. |
| | 以下の2つのうちのどちらか1つを満たすと, 確実な前頭側頭型認知症として診断される.<br>　(1)家族歴または遺伝子検査から前頭側頭型認知症の原因となる遺伝子変異がある.<br>　(2)画像診断で前頭葉または側頭葉が顕著に萎縮している. |

**表 前頭側頭型認知症の診断基準**
(日本精神神経学会・日本語版用語監修, 髙橋三郎, 大野 裕・監訳:DSM-5 精神疾患の診断・統計マニュアル, pp606-607, 医学書院, 2014より抜粋.)

 **どんな治療が行われますか**

いまだに有効な治療法はありません. 問題行動を抑制するために, 対症療法として向精神薬を使用することがあります.

 **予後はどうですか**

したがって, 予後はよくありません. 臨床症状で記したようにほぼ10年位の経過の後, 徐々に衰弱をきたして死亡します.

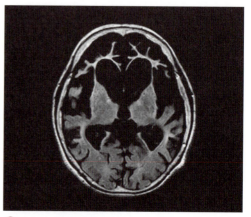

**図 ピック病の頭部MRI像**
(70歳女性, 前頭葉と側頭葉に限局した顕著な萎縮がみられる)

(浴風会病院, 吉田亮一院長からの提供を受ける)

## 秋子さんの その後

　ピック病と診断された秋子さんは，家庭内での介護は困難なために，ある施設に収容されました．施設内では廊下を徘徊していることが多く，他の利用者との交流はほとんどありません．絵画などに誘っても関心を示しませんし，音楽療法に参加してもらい，みんなで合唱をしている場所に座ってもらっても，すぐにその場を立ち去ってしまいます．入浴などの身の回りの世話をしようとすると，とても嫌がり怒って大声をあげたり，手を振り上げたりします．ときどき排泄物を壁に塗りたくる行為が出現し，介護者をとても困らせています．会話も一方的で，自分の話したいことだけ話し，対話が成立しません．いろいろと周囲の人が心配して話しかけても，ぷいと横を向いたり，ふっと立ち去ってしまったりすることが多く，取り付くしまもありません．また文脈とは無関係に，「広島，長崎の原爆」というフレーズを繰り返します．これは滞続言語という症状です．施設では手を焼かせる存在になっています．

ピック病

# 04 アルコール依存症

精神作用物質使用による精神および行動の障害

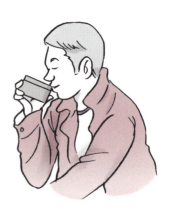

　55歳の野口四朗さん（仮名）は，若い頃から酒好きで飲み続けてきました．仕事は高校卒業後，主に建設関係の現場で働いてきました．建設現場では1日の仕事が終わった後で酒を飲むのは通常のことで，仲間とのつきあいもあり欠かすことはできません．よく飲める体質であった四朗さんは，高校卒業後に飲み始めて以来，たちどころに酒が好きになってしまったのです．
　30歳頃，知人の紹介で結婚し，3人の子どもも生まれました．その頃は仕事をきちんとこなし，社会生活でもあまり問題は起こしませんでした．
　しかし，40歳を過ぎた頃から，かなり酒量が増え，それとともに酒に関係する問題が出現し始めました．たえず数時間おきに酒を飲むようになり，1日のなかで素面（しらふ）のときがなくなってきました．その結果，四朗さんは仕事に出ることがだんだんと困難になってきました．奥さんは当然のことながら酒をやめて，仕事に行ってくれるようにときつく言いました．四朗さんも奥さんの言うことはもっともであるとわかっているので，酒量を減らしてコントロールしようとするのですが，どうしても連続飲酒を続けてしまいます．経済的に苦しくなっても，借金をしてで

も酒を買って飲んでしまいます．
　ついには酒を止めるように懇願する奥さんに腹をたてて，暴力をふるうようになってしまいました．当初は奥さんがパート勤めをして四朗さんを支え，借金の返済までも肩代わりをしていました．しかし，あまりの暴力と生活の苦しさに奥さんも耐えかねて，ついに離婚届を突きつけて，子どもたちをつれて家を出ていってしまいました．
　一人残された四朗さんは，さすがに気持ちが落ち込みましたが，その抑うつ気分を晴らすために，なおも酒を飲み続けます．福祉関係の人が心配してアルコール依存症の治療を受けたほうがよいと説得しましたが，四朗さんは自分が依存症であることを認めようとはせず，酒を止めようと思えばいつでも止められると主張するばかりでした．

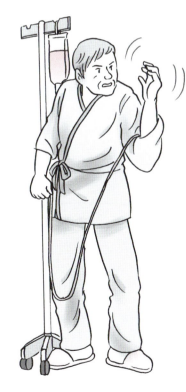

　そのうちに，大量飲酒のために身体の病気が悪化してきました．急性膵炎を発症して，激しい腹痛を生じたので，救急車で搬送されたのです．
　救急病院では膵炎の治療が開始されました．当然，その日から絶食し酒も飲めません．すると，入院後数日経過してから，四朗さんは激しい興奮状態に陥りました．大きな声を出し，点滴のパックを引きずりながら病棟内をふらつきながら徘徊し始めました．「なにか虫が飛んでいる」と言い，近くの空間に手を振り回してつかもうとする行動も見られました．すぐに精神科医の診察が行われた結果，アルコール依存症者の離脱症状である振戦せん妄であると診断されました．

# アルコール依存症とは？

 **どんな人がなりやすいですか**

2013年の全国成人の調査では男性が95万人，女性が14万人で計109万人とされています．

 **どんな病態ですか**

### (1) 臨床症状

適度な飲酒は「1日平均アルコールにして20gの飲酒」であり，多量飲酒は「1日平均60g以上の飲酒」と定義されています．60gはビール3本，日本酒3合程度です．この多量飲酒者のなかからアルコール依存症が出現します．

依存症の成立には精神依存，身体依存，耐性の3要素が関与します．精神依存とは，快楽のため，あるいは不快を避けるため物質の服用を求める精神的衝動のことです．身体依存とは，物質の使用をやめると身体的症状が起こる場合であり，物質中止あるいは減量によって起こる症状を禁断症状あるいは離脱症状といいます．耐性とは物質を反復摂取しているうちに効き目が悪くなり，以前と同じ効果を得るためには摂取量を増やさなければならなくなることです．

依存を起こす物質はすべて，多少なりとも精神依存を起こしてきます．身体依存や耐性は物質によって起こす物もあれば，起こさない物もあります．しかし，アルコールの場合は精神依存，身体依存，耐性のすべてを生じます．

体内に常に一定濃度のアルコールを維持し続けるようとするため，数時間ごとに一定量のアルコールを飲み続ける状態に陥ります．これを連続飲酒といい，コントロールが消失した状態とも言います．当然，そのような状態では仕事や家庭での社会生活にも差しさわりが起きてきます．また肝機能障害，膵臓疾患，心臓病，糖尿病，脳卒中，末梢神経障害

---

 **依存症の生物学的基礎，A10ドーパミン神経系について**

脳内にはドーパミンを伝達物質として使用している神経系が存在します．このドーパミン神経系の異常は様々な神経精神疾患と関係してきます．たとえば，パーキンソン病，統合失調症，双極性障害などです．そのドーパミン系が物質依存の成立とも深い関係をもっているとされています．

ドーパミン系のなかの中脳腹側被蓋野(A10)から側坐核に投射する中脳辺縁系の一部を脳内報酬系といい，この系が賦活されると多幸感や陶酔感を生じます．アルコールを始め麻薬，覚せい剤などの依存を起こす物質は，このA10ドーパミン神経系を強力に活性化しすぎて強い陶酔感を生じるため，精神依存の状態を作り出すと考えられています．

などの身体疾患を起こしてきます．しかし，そのような状況で飲酒を止めようと思っても，精神依存のために患者は飲酒を止められないのです．さらにアルコール依存症者は，抑うつ状態になることが多く，そのうつ状態をまぎらわせるため，ますます飲酒を続けます．うつ状態のため自殺することもあります．

アルコール依存では身体依存を伴うので，血中アルコール濃度が低下すると離脱症状を起こします．たとえば，手のふるえ，発汗，吐き気，寒気などの自律神経症状，不眠，いらいらなどの精神症状などです．この離脱症状が重症化すると，けいれん発作や振戦せん妄を生じます．

振戦せん妄では，文字通り，振戦（身体の振え）とせん妄が主症状として出現します．身体的に粗大な振戦，構音障害，小脳失調（歩行のふらつき），自律神経症状（発汗，頻脈）を生じます．それに加えて，せん妄（意識混濁，幻視，錯視，精神運動興奮，不眠）状態となります．特に，小さい動物や人間などが多数，動き回っているのが見えるという小動物幻視を生じることが特徴的です．このような振戦せん妄は通常数日で回復します．しかし，その後，稀にコルサコフ症候群という独特な記憶障害を後遺症として残す人がいます．コルサコフ症候群とは，記銘力障害（新しい出来事を覚えこむことができない），健忘（一定の期間についての出来事を記憶していない），失見当識（場所や時間がわからない），作話（健忘に陥っている期間を埋めるような作り話をする）といった症状の集まりです．いったんコルサコフ症候群を生じると難治性です．

### (2)原因

アルコール依存症の原因は当然のことながら多量飲酒です．

飲酒については社会文化的背景と，体質などの生物学的背景との両方が影響してきます．

飲酒を戒律で禁じているイスラム教の教えの強い国ではアルコール依存の人は存在しません．それ以外の諸国では，通常成人になれば飲酒は合法的ですのでアルコール依存症を発生する土台となります．

日本人を含む東洋人の一部は，アルコールの代謝産物であるアセトアルデヒドを分解する酵素（アセトアルデヒド脱水素酵素）活性が遺伝的に低い人がいます（図1）．このような人が飲酒すると有害なアセトアルデヒドが体内に蓄積して気分が悪くなるので大量飲酒ができず，したがってアルコール依存症になることはありえません．

## どのように診断されますか

DSM-5におけるアルコール使用障害の診断基準は表のとおりです．

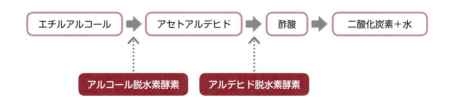

図1 アルコールの代謝

A　アルコールについての問題のある使用様式であり，そのために臨床的な障害，苦痛を生じている．以下のうちの2つ以上の症状が，過去の12カ月以内に生じている．

(1) アルコールを意図以上に大量，長期に使用する．

(2) アルコール使用を制限しようとする努力の不成功．

(3) アルコールを得るための活動，その使用，その作用からの回復に時間がかかりすぎる．

(4) アルコール使用への強い欲求．

(5) アルコール反復使用の結果，職場，学業，家庭での責任が果たせない．

(6) アルコール使用のため，社会的，対人関係が悪化する．

(7) アルコール使用のため，社会的，職業的活動を放棄する．

(8) 身体的に危険な状態になってもアルコール使用を繰り返す．

(9) 身体的，精神的問題が悪化してもアルコール使用を続ける．

(10) 耐性の出現．
期待する効果を得るためのアルコール量が増える．または，以前と同じ量でも効果が減弱する．

(11) 離脱症状．
特徴的離脱症状を生じる．例えば，自律神経系過活動，手指振戦，不眠，吐き気，一過性の幻覚，精神運動興奮，不安，けいれん発作．

表　アルコール使用障害の診断基準
（日本精神神経学会・日本語版用語監修，髙橋三郎，大野　裕・監訳：DSM-5 疾患の診断・統計マニュアル．pp483-484，医学書院，2014より抜粋．）

 どんな治療が行われますか

### (1) 治療の開始まで

アルコール依存症者は自らの問題を否認していることが多く，嫌がる本人を周囲の家族や福祉関係者が説得して治療につなげていく必要があります．

しかし，このプロセスはかなり困難であり，多くの患者たちが必要な治療を受けていないという現実があります．

 ギャンブル依存

物質以外の依存症についても最近は注目されるようになっています．特にギャンブル障害（ギャンブル依存）はDSMにもその記載があり，医学的治療を必要とする疾患であるとの認識が強くなっています．日本ではパチンコ，パチスロへの依存が大きな問題です．最近，パーキンソン病（脳内ドーパミンが減少し，運動機能障害を生じる病気）の治療に，ドーパミン作動薬（ドーパミン受容体を刺激する薬剤）を使用していると，その副作用として，ギャンブルや買物などを止めることができなくなる衝動制御障害という不思議な副作用が生じることがあると報告されています．脳内報酬系に関わるA10ドーパミン神経系がパーキンソン病治療薬で刺激されてこのような副作用を生じている可能性があります．

以前は底突き体験といい，アルコール依存症者本人がアルコールによる問題のために最低の状況（たとえばけんかなどで傷害事件を起こし警察に逮捕されるなど）に陥らない限り，治療開始にはつながらないとする見方がありました．そのために，家族には「患者をあえて突き放しなさい」との指導が行われたこともあります．しかし，最近はそのような直面化・底突き体験化ではなく，本来家族のもっている患者へのあたたかさを利用するなど，家族の共感的対応を重視すべきであるとの考えも強くなっています．

### (2)入院治療

　治療に結びつけられた場合は，原則として入院治療を行います．

　まず，離脱症状の予防が必要なので，アルコールの代用品として，ベンゾジアゼピン系薬剤を服用させ，ついでそれを徐々に減らしていきます．また身体疾患を伴っていることが多いので内科的評価と治療を十分に行います．

　ついで，断酒に向けての治療を行います．

　個人および集団での精神療法を行い，飲酒の害について教育し，断酒の決意を固めてもらいます．断酒会やAA（alcoholics anonymous，アルコール依存症者の匿名の会）などの自助グループを紹介し退院後の治療にも備えます．

　また家族がいる場合は家族との調整を行い，家族がいない場合は福祉関係者と連携して退院後の生活に備えさせます．

　退院後は，通院，抗酒薬の服用，自助グループへの参加を継続させます．

### (3)抗酒薬

　アルコール依存の補助療法として抗酒薬を処方することがあります．従来から，ジスルフィラムやシアナマイドが使用されてきました．これらの抗酒薬はアルデヒド脱水素酵素を阻害し，その結果，体内でアセトアルデヒドが蓄積して顔面紅潮，発汗，頭痛，頻脈，吐き気などを生じ，飲酒ができなくさせるものです．前述のように東洋人の一部は遺伝的にアルデヒド脱水素酵素活性が低く，そのため飲酒できない人がいます．つまりそのような人は生まれつき抗酒薬を服用しているような状態です．このような人は酒での付き合いには苦労しますが，アルコール依存症にはならない（なれない）体質ということになります．他方，このような人は食道がんになる危険性が高まります（コラム❸参照）．

　最近，使用されるようになったアカンプロサートはグルタミン酸作動性神経を抑制し，飲酒欲求自体を抑制するとされます．

### アセトアルデヒド

　この物質は熟した柿のような独特のにおいがあります．酔っぱらいのそばにいくと，その人の呼気のなかにアセトアルデヒドが排出されるので，このようなにおいを感じることがあります．アセトアルデヒドには強力な毒性があり食道がんを引き起こす重大な危険因子であることが明らかになってきました．したがって飲酒して顔が赤くなる体質の人（つまりアルデヒド脱水素酵素活性が低く，体内にアセトアルデヒドのたまりやすい人）は，無理して酒を飲まないほうが良いと言われています．食道がんは早期から転移しやすく，極めて恐ろしい病気だからです．

##  予後はどうですか

　退院後は断酒（完全に酒を止めること）を継続できる人と，再度の大量飲酒に逆戻りする人の2種類に大別されます．いったんアルコール依存症になってしまうと断酒と大量飲酒の中間である節酒（適度の飲酒にとどめる）を行うことは，ほぼ不可能であるとされます．

 **アカンプロサート**

　脳内には様々な神経伝達物質があります．そのなかでも量が多いのはグルタミン酸とギャバ（GABA, ガンマアミノ酪酸）です．この二つはちょうど逆の生理作用をもっています．グルタミン酸は隣接する神経細胞を興奮させる方向に作用し，ギャバは抑制する方向に作用するのです．健康な人の脳内ではグルタミン酸とギャバの機能との間にバランスが保たれています．ところがアルコールはギャバの機能を強くするので，酒飲みの脳のなかでは相対的にグルタミン酸の機能が低下します．すると，そのバランスを回復しようとグルタミン酸機能が増強されます．アルコールが切れるとグルタミン酸過剰となるので，アルコールを摂取してギャバ機能を強め，脳内のバランスを保とうとします．つまり過剰なグルタミン酸が飲酒欲求を起こすのです．アカンプロサートはそのグルタミン酸機能を抑えて飲酒欲求自体を抑えるのです．

## 四朗さんの その後

　精神科医によりアルコール離脱症状である振戦せん妄であると診断された四朗さんは，ベンゾジアゼピン系薬物の投与と，ビタミン剤の点滴などによりせん妄状態から回復し，落ち着きをとりもどしました．アルコールも抜け，大騒ぎをしていたときとは別人のように気弱でおとなしい状態となりました．急性膵炎も適切な内科治療を受けた結果，幸いに回復に至りました．

　その後，精神科医から，アルコール依存症になっているので，依存症の治療を受けるようにとの説得が行われました．膵炎での腹痛の激しさを体験し，生命を落とす危険性もあったことを指摘された四朗さんは，ついにアルコール依存症の治療施設のある専門病院に入院し治療を受けることに同意しました．

　専門病院でアルコールの害について十分に学んだ四朗さんは，病院から紹介された断酒会にも参加し，断酒することを決意しました．その後ソーシャルワーカーの紹介で，某企業にも就職しどうにか生計をたてていかれるようにもなりました．そのようにして1年位経ったときに，職場で知りあって友人となった人から食事に誘われました．そのときに強く酒を勧められた四朗さんは，はじめは飲酒を断りましたが，むげに断ると友人関係が壊れることを恐れ，ついに酒を口にしてしまいました．すると忘れていた酒の誘惑に勝てなくなり，再びアルコール依存の状態に逆戻りしてしまいました．再び酒浸りとなり仕事も失った四朗さんは，数年後に，脳内出血を起こして入院を余儀なくされました．どうにか急性期の危機を脱した四朗さんは今度こそ断酒しようと決意しましたが，半身麻痺を後遺症として残すこととなりました．後悔の念もあって，抑うつ状態も生じ，現在は身体的リハビリにも意欲がわかない状況に陥っています．生活保護を受けてかろうじて生活しているような状況です．

# 05 統合失調症

■統合失調症および妄想性障害■

　20歳の井田香里さん(仮名)は，某私立大学経済学部の2年生です．父母と3歳年上の兄との4人暮らしで，これまで身体的には健康であり，学校も中程度の成績で大きな問題もなく過ごしてきました．しかし，生来，おとなしい性格であり何事にも消極的で，ゲームなどの一人遊びを好み，友人はあまりいませんでした．母親から見ると，手はかからないところはあるものの，もっといろいろな面で積極的であってほしいとの思いも持ち続けていたとのことです．

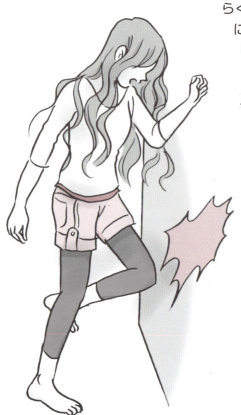

　ところが，大学2年生になってからしばらくして，徐々に精神変調をきたすようになりました．「隣近所の人たちが自分をのぞき見している」と言い出し，自室の窓を日中も閉ざして閉じこもるようになりました．また「大学でも同級生に仲間はずれにされており悪口を言われている」と言い，大学を欠席するようになりました．食欲も低下して体重も減少し，夜は眠れないようです．さらに時々，大声を出し，自室の壁を蹴るような行動が出始めました．これまでの香里さんの日常からは，ずいぶんとかけ離れた状態ですので，家族も困惑しましたが，友人関係のトラブルによる一時的なものではないかとも考えていました．しかし，そのうちに「周囲に誰もいないのにもかかわらず，自分についての悪口が聞こえる」と言い

出しました．兄が香里さんの病状についてインターネットで調べたところ，統合失調症という病気ではないかと思い当たりました．
　家族は心配して，精神科受診を勧めてみましたが，香里さんは「自分はどこもおかしいところはないので受診は必要ない」と言い張ります．近所の精神科病院に相談したところ，不眠や食欲低下など本人も気にしていることについて，病院で診療を受けるように説得してみてはどうかとのアドバイスをもらいました．そこで，香里さんに対してそのような働きかけを行ったところ，本人もしぶしぶ同意し，ようやく家族付き添いのもとでの受診にこぎつけることができました．

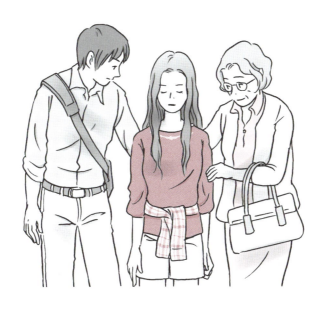

# 統合失調症とは？

 **どんな人がなりやすいですか**

統合失調症は思春期から青年期にかけての若い年代に発症することが特徴的です．発病危険年齢は16歳から40歳程度とされます．生涯発病率は0.85％（100人につき1人弱）であり，この発病率は世界中で大きな違いはないとされています．男女差はありません．厚生労働省の調査（2008年）では，ある1日における統合失調症圏内の病気のため，日本の医療機関を受診中の患者数は25.3万人（入院18.7万人，外来6.6万人）であり，それから推計した受診中の患者数は79.5万人とされています．

 **コラム1　統合失調症という病名**

昔，ドイツにクレペリン（Kraepelin, E）という精神医学者がいました．彼は多数の精神障害患者を長期にわたって観察し，精神障害の分類の見直しを行い続けました．彼が，内因性精神障害を早発性痴呆と躁うつ病の二つに大別したのです．早発性痴呆は今の統合失調症に，躁うつ病は双極性障害（➡68頁）に相当します．

早発性痴呆という病名には，若い頃に発症し，様々な精神症状を出しながらも最終的には生産的な生活が行えなくなる状態に至り，したがって，予後の悪い精神疾患であるという意味がありました．これに対し，躁うつ病は，ときにうつ状態あるいは躁状態を繰り返しながらも，うつ病相も躁病相も最終的には寛解に至るので，早発性痴呆に比べれば予後はよいと考えたのです．

この仕事は，100年前のまだ有効な治療法も全くなかったころになされたものでした．クレペリンと同時代のスイスのブロイラー（Bleuler, E）という学者はクレペリンの分類には同意しましたが，早発性痴呆という病名には異議を唱えました．ブロイラーは，早発性痴呆患者のなかには，必ずしも予後不良に至るだけでなく，寛解する人もいることを指摘して，早発性痴呆という病名に代えて，ドイツ語でSchizophrenie（英語ではschizophrenia）という病名を作りました．schizoには分裂という意味があり，phreniaには心や精神という意味があります．そこでこの用語を昔，日本では精神分裂病（分裂病）と翻訳したのです．しかし，精神分裂病という病名はいかにも恐ろしい響きがあるので，当事者や家族から病名を変更してほしいとの意見が出てきました．事実，患者に病名を告げたり診断書を書いたりするときに，精神分裂病という病名を使用することが医者にもはばかられることがあり，患者のなかには病名を知らされなかったり，診断書には「神経衰弱状態」と書いたりするようなことが行われていました．

このようなことでは不都合なことがあるのも確かでしたので，2002年に精神分裂病から統合失調症へと病名が変更され，今日に至っています．

**どんな病態ですか**

### (1)臨床症状

統合失調症の症状は，陽性症状と陰性症状に2大別されます．

#### ①陽性症状

主に急性期に出現し，幻覚，妄想，滅裂思考，興奮などを指します．

幻覚とは，実際には存在しない物事が存在するかのように知覚することであり，統合失調症では幻聴(実際には存在しない音が聞こえてくること)と，体感幻覚(身体の感じの幻覚)が多く出現します．幻聴では人の声が聞こえてくる(幻声)ことが多く，内容としては自分への悪口，非難，よくない噂などが聞こえてくると訴えます．また，「自分に対して，このように行動しろといった命令が聞こえてくるので，自分はその命令にしたがって行動してしまう」という体験も多くみられます．このように，自分の行動が自分以外の何物かによって影響され(被影響体験)，操られる(作為体験，させられ体験)という体験は統合失調症にかなり特徴的な症状です．体感幻覚としては，「身体に電気をかけられる．陰部を何者かに触られる」などと訴えることがあります．他方，統合失調症では，幻視(実際には存在しないものが見えるという症状)は，それほど多くありません．

次に，実際にはあり得ないことを確信していて，訂正不能となっている状態を妄想があるといいます．妄想の内容も，被害的なことが多く，これを被害(迫害)妄想といいます．たとえば，「回りの人から意地悪される．悪口を言いいふらされている．何者かにねらわれている．何者かに後をつけられている．誰かに殺されそうな気がする．盗聴器や監視カメラで見張られている．食べ物や薬に毒を入れられる」などの訴えが出現します．ときには血統妄想(自分は高貴な生まれである)や宗教妄想(自分は救世主である)などの誇大妄想も出現します．

思考滅裂とは，一つひとつの考えがバラバラで結びつきがなく，全体としても全くまとまりがなくなる状態のことです．そのため，医療者が統合失調症の患者と話をしていると，話のまとまりがないので，患者が何を言おうとしているのかよく理解できないことがあります．

さらに，急性期の患者は被害的な内容の幻聴や妄想のため恐怖感を生じ，そのため興奮や他者への暴力行為などが出現することもあります．

以上を陽性症状といいますが，このような症状には抗精神病薬という統合失調症治療薬が比較的，有効です．

#### ②陰性症状

感情の鈍麻，思考の貧困，意欲・発動性の低下，快感の消失(アンヘドニア)，社会的引きこもりなどをさします．このような状態は，統合失調症の慢性期に目立ちます．

感情鈍麻とは，生き生きとした感情の表出がなくなることです．たとえば健常者であれば，楽しいことがあれば嬉しいという感情が生じ，親が死亡したといった知らせを聞くと悲しいという感情が生じますが，統合失調症ではそのような生き生きとした感情の動きが減少します．つまり喜怒哀楽といった感情の動きが鈍くなるのです．快感の消失とは心身の心地よい感覚を感じられなくなることです．

さらに意欲が低下し，自発性が減退し，1日中何もしないで「ぼんやりごろごろした」状態で過ごすようになります．自閉的となり，自室にこもって他人を避け，現実から遊離した生活をするようになります．

上記のような非生産的な状態を陰性症状といいます．このような状態が強く出ている状態を欠陥状態ないし残遺状態ともいいます．

このような陰性症状には，抗精神病薬はあまり有効ではありません．心理社会的な働きかけ，すなわちリハビリテーションが特に必要とされる状態は，このような慢性期の陰性症状です．昔は統合失調症では，上述した感情や意欲の障害といった陰性症状のために，一見，認知機能が低下しているようにみえることはあっても，器質的脳疾患（精神活動の基盤となっている大脳に明らかな形態的病変が認められるような疾患）が原因となって生じるような知的能力の低下は出現しないと考えられていました．しかし最近では，統合失調症患者においても，アルツハイマー病ほど高度ではないものの，軽度の認知機能低下は認められるとされています．たとえば，統合失調症では物事に注意を集中させ，だんどりよく計画をたてて物事を実行していく能力である遂行機能（実行機能）の障害が認められます．この原因としては，前頭前野（大脳の前の部分のことで，人間で最も発達しており，この場所において人間らしく意欲をもって，創造的に物事を実行していこうとする機能が営まれている）の機能障害が存在するのであろうと推測されています．

このような陰性症状や認知機能障害が原因となって，統合失調症では，徐々に社会で生活していくために必要な現実的能力が減退していきます．これを生活障害（生活のしづらさ）や社会機能障害ともいいます．たとえば，人付き合いが円滑にできない，仕事ののみこみが悪い，持続した注意集中ができないなどの状態です．このため統合失調症の患者は健常者に比べると，勤労能力や社会で生活していく能力が低下することが多く，その面で周囲からのサポートが必要になってきます．

さらに統合失調症ではその経過中，不安，抑うつを生じることが多くみられます．そのために自殺は健常者と比べると明らかに多く

## コラム2　統合失調症と知的能力

現在，統合失調症においては何らかの脳の器質的病変が存在する可能性が指摘され，認知機能障害も生じることが明らかになっています．しかし統合失調症では，典型的な脳の器質的疾患であるアルツハイマー病に見られるほどの強い脳萎縮や重い認知症は生じません．昔は統合失調症慢性期の，知的能力が低下したように見える状態は，感情や意欲の障害によるためにそのように見えるのであって，本来の知的能力は保たれていると考えられていました．そのよい例としてあげられるのは，ノーベル経済学賞まで受賞した実在の天才数学者ジョン・ナッシュです．彼は若い頃から統合失調症を患っており，その生涯は「ビューティフル・マインド」という映画にまでなっています．ジョン・ナッシュほどではなくても，症状が軽快すれば生産的な生活をおくることができる患者は多くいます．

わが国で統合失調症を患った有名な知識人には，精神医学者の石田昇（1875〜1940）がいます．彼は東京帝大医学部卒業後，若くして長崎医専（現在の長崎大学医学部）の精神科教授に就任した秀才で，日本語の分裂病（統合失調症の昔の呼び名）という病名を作ったのも石田でした．しかし彼は米国のジョンズホプキンス大学留学中に統合失調症を発症し，同僚医師を殺害して日本に送還されました．その後，松沢病院に入院し，そこで一生を終えました．石田の場合は，発病後は人格荒廃が進行してしまい，生産的な仕事はできなかったようです．

なります．したがって，うつ病の場合と同じように，統合失調症の患者がうつ的になっていると思われた場合は，自殺の可能性がないかどうかについて十分に注意する必要があります．

さらに統合失調症では，特に陽性症状の目立つ急性の時期に自分が精神的な病気であるという認識の失われる人が多く，周囲の人（家族など）が精神科受診を勧めても，「自分はどこも悪いところはない，精神科など受診する必要はない」と言い張って，受診を拒否することがあります．このような状態をさして，病識が欠如しているという言い方をします．

したがって，初診の統合失調症の患者が自ら具合が悪いと訴えて，一人で自発的に受診することはありません．必ず周囲の人に付き添われて受診します．この点が，軽症のうつ病や神経症圏内の患者とは異なる点です．

このような病識の欠如は周囲の人を大変に困らせる状態です．しかし，病識のない患者にも何とか説得して診療を受けさせる努力はすべきですし，患者のなかにはそのような説得に応じて治療を受け入れてくれる人もいます．しかし，どうしても治療に同意してくれない患者には，やむをえず，非自発的（強制）入院を行わざるをえないことがあります．

病識のない患者を精神医療につなげるためには，香里さんの場合のように，幻覚，妄想などの精神症状にはあまりふれないようにして，不眠や食欲低下，いらいら感といった患者本人も困っていると思われる問題を相談するために病院に行こうと働きかけると効果的なことがあります．

## (2) 原因

統合失調症の原因はいまだに明確ではありません．昔，精神分析家によって唱えられた，統合失調症は親の誤った育て方が原因であるとする心因論は，今ではエビデンスがないとされており，現在では，統合失調症は生物学的要因が大きく関与した脳の病気であると考えられています．

### ①遺伝と環境

遺伝と環境との相互作用が重要視されています．統合失調症の遺伝率はかなり高く，80%とされています．しかし，統合失調症の単一主要遺伝子は発見されていません．他方，統合失調症発病に関与している可能性のある多くの感受性遺伝子が報告されています．また，染色体の構造異常の結果，遺伝子が重複ないし欠失している割合が統合失調症で多いと報告されています．

環境要因としては，胎生期の感染症（インフルエンザなど）罹患や出産時の産科的合併症など胎児や新生児に脳障害を引き起こす可能性が強い物理的要因が重要視されています．

以上のことをまとめると，統合失調症は単独では効果の小さい極めて多数の遺伝子の相加作用に環境要因などが複雑に絡み合って発症に至る「複雑遺伝疾患」と考えられています．

### ②脳病変と脳機能

長年にわたり，統合失調症には明確な脳病変が見いだせないとされてきました．しかし，近年，MRI（磁気共鳴画像）などの画像診断法の進歩により，統合失調症では前頭葉から側頭葉にかけて，健常者よりも，わずかではあるが有意な脳容量の減少が存在すると報告されています．

また，統合失調症患者では，人生早期に中枢神経系の神経細胞による神経回路網の発達が障害されている可能性が高いとされていて，これを神経発達障害説といいます．

### ③神経化学

統合失調症の治療薬である抗精神病薬は，共通して脳内神経伝達物質ドーパミン機能を抑制する作用を有しています．さらに，統合失調症の陽性症状類似の状態を引き起こす覚せい剤の作用機序は，ドーパミン神経伝達を

促進させます．これらのことから，統合失調症の少なくとも陽性症状には，脳内ドーパミン機能過剰が関与しているとのドーパミン説が以前から唱えられています．

脳内ドーパミン系には主に次のような経路が存在します(図1)．

**a.黒質線条体路(系)**：中脳黒質(A9)から線条体(被殻と尾状核からなり，大脳基底核に属する)に投射する経路です．錐体外路系に属し，運動機能の調節を行っています．特発性パーキンソン病ではこの経路が変性して，脳内ドーパミンが減少します．抗精神病薬がこの経路のドーパミン系機能を遮断するとドーパミンによる神経伝達が悪くなり，錐体外路性副作用を生じると考えられます．

**b.中脳辺縁路(系)およびc.中脳皮質路(系)**：中脳の腹側被蓋野(A10)から辺縁系の側坐核に到達する経路を中脳辺縁路と呼び，腹側被蓋野から前頭葉皮質に到達する経路を中脳皮質路といいます．この経路は，精神活動や統合失調症の症状と関連しています．抗精神病薬が中脳辺縁路のドーパミン系の機能を抑制することが，陽性症状改善作用と関連しています．これに対し，中脳皮質路のドーパミン低下はむしろ陰性症状の出現と関係しているとの説があり，定型抗精神病薬でこの経路を強く遮断しすぎると，陰性症状類似の欠陥症候群を引き起こす恐れがあるとされます．

統合失調症の神経化学的説としては，上記のドーパミン説に加えて，グルタミン酸系の機能低下説も有力です．これはフェンシクリジンという依存性薬物を乱用していると統合失調症類似の症状を生じることや，フェンシクリジンはグルタミン酸受容体遮断作用があることから提唱された説です．このことから，脳内グルタミン酸系機能に作用する薬物は抗

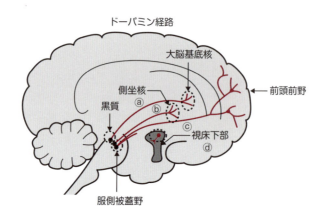

抗精神病薬は脳内ドーパミン神経伝達阻害作用を介して抗精神病効果を発揮している．脳内には主要な四つの経路がある．(a)黒質線条体路は黒質から大脳基底核に投射し，錐体外路系の一部で運動機能の調整を行う．(b)中脳辺縁路は中脳腹側被蓋野から側坐核(辺縁系の一部)に投射し，この経路のドーパミンが過剰になると統合失調症の陽性症状を生じるものと思われる．(c)中脳皮質路は中脳腹側被蓋野から前頭前野に投射している．この経路のドーパミン系機能が低下すると統合失調症の陰性症状や認知機能障害を生じるとの可能性が指摘されている．(d)視床下部にあるドーパミン系はプロラクチンというホルモン分泌を調整している．

**図1 脳内ドーパミン神経系**

精神病薬としての効果があるのではないかとの考えが生じ，この方面での薬物開発が行われました．しかし，現在使用されている抗精神病薬はすべてドーパミン系に作用するものだけであり，グルタミン酸系に作用して治療効果を発揮する抗精神病薬はいまでも臨床で使用されるには至っていません．

以上をまとめると，統合失調症は多くの遺伝子異常の積み重なりに，胎児期，周産期の物理的な脳損傷を引き起こす要因が加わって，神経細胞のネットワーク形成の異常を生じたことによって発症する脳の病気ということになります．脳部位としては，特に前頭葉障害が明確であり，そのことが，患者の認知機能障害や社会機能障害を生じる背景となっています．生化学的病態としては，特に脳内のドーパミン系の神経伝達異常が想定されています．

## どのように診断されますか

### (1) 患者への聞きとり

統合失調症の診断については，他の多くの機能性精神疾患（器質的疾患とは異なり，脳実質に大きな病変が認められない精神疾患）と同様に，現在でも患者との会話を通して，患者が統合失調症に特徴的な症状（幻聴，妄想などの陽性症状）をもっているかどうかを聞き出していくことが主になります．

たとえば，幻聴の有無については，「あなたは周りに誰も人がいなくても，他人の話し声が聞こえてくることはありませんか？」と尋ねてみます．被害妄想の有無については，「誰かに狙われているような気はしませんか？ 監視カメラや盗聴器で探られているようなことはありませんか？」などと聞いてみます．多くの患者は，もしそのような体験があれば，比較的正直に「自分にはそのような体験があります」と答えてくれます．

また陰性症状の把握については，患者の日常生活がどのような状況であるかを，家族から聞き取ることが重要になります．

DSM-5による統合失調症の診断基準は表のとおりです．

表のDSM-5の基準にも記されているように，統合失調症と診断するためには，その症状が一定期間持続していることが必要です．すなわち，統合失調症に特徴的な症状が

**A** 以下のうち2つ以上が，1カ月間存在する．このうち少なくとも1つは(1)ないし，(2)ないし，(3)である．

　(1) 妄想

　(2) 幻覚

　(3) まとまりのない発語

　(4) ひどくまとまりのない，または緊張病性の行動

　(5) 陰性症状（感情の平板化，意欲欠如）

**B** 仕事，対人関係などの機能の低下

**C** 持続期間：少なくとも6カ月，その6カ月の間に基準Aの症状が少なくとも1カ月存在

**表** 統合失調症の診断基準
（日本精神神経学会・日本語版用語監修，髙橋三郎，大野　裕・監訳：DSM-5 精神疾患の診断・統計マニュアル，pp99-100, 医学書院，2014より抜粋．）

統合失調症

## コラム3 陽性症状，陰性症状について器質力動論とドーパミン説との関連

1980年に英国のクロウ(Crow, T)が統合失調症の多彩な症状を陽性症状と陰性症状に分類しました．それ以来，この分類は統合失調症の複雑な症状を理解しやすく，また統合失調症の病態とも関連性を有している可能性があることから，今日，幅広く受け入れられています．

本文中で述べたように，統合失調症の陽性症状とは，幻覚や妄想など健常者には存在しないが，統合失調症患者には出現する症状といった意味合いをもっています．これに対し，陰性症状は健常者なら通常有している，生き生きとした感情の動きや，意欲が統合失調症では失われているとの意味があります．

この陽性および陰性症状という用語は，英国の昔の神経学者のジャクソン(Jackson, JH)が神経学的症状について用いたことに由来しています．ジャクソンの考えは次のようなものです．神経系は進化および発達の初期段階では下級で，原始的機能が主に機能しています．やがて神経系が進化し発達していく過程で高級な機能が出現してくると，高級で上位の機能が下級の機能を統合し，抑制，調節するようになります．何らかの原因で脳(高次機能)に疾患が起こると，進化とは逆の退行(解体)が起こり，高級な機能の低下と欠落が生じて，それが陰性症状として出現するとともに，健康なときには高級な機能によって抑え込まれていた下級機能が陽性症状として出現してきます．

たとえば神経学の有名な症状にバビンスキー反射があります．これは足底を尖ったものでこすると拇趾が背屈するという反射です．生後間もない赤ちゃんは誰にでもこの反射が出現しますが，成長して運動機能が発達してくるとバビンスキー反射は見られなくなります．ところが，成人になって脳卒中などで運動麻痺を生じると，麻痺のある側の足底にバビンスキー反射が現れるようになります．つまり，発達とともに高次機能によって抑制されていたバビンスキー反射が，上位の疾患(麻痺)によってその抑制がなくなると再出現するようになるのです．このとき，麻痺を陰性症状と呼び，バビンスキー反射を陽性症状と呼びます．つまり，脳(高次機能)が損傷されて高次脳機能障害の直接の現れである陰性症状を生じると，通常は高次機能によって抑制されている低次機能が解放されて，それが陽性症状として生じてくるのです．

このジャクソンの考えを精神疾患にも適用しようとした人がフランスの精神医学者のアンリ・エイ(Ey, H)であり，彼の考えをネオジャクソニズム(新ジャクソン主義)といいます．エイによれば，精神疾患は脳機能の全体的(びまん的)退行の結果として生じ，神経疾患は部分的(局所的)退行の結果であるとします．そして精神機能も神経学的機能と同じように階層的に構成されているとします．精神疾患においては，まず，何らかの原因で何らかの器質的変化が起こり，その原因の直接的結果として，上位機能の欠落が陰性症状として出現します．次いで，時間的経過を経て下位の機能が露呈するとともに，健康な部分の再建的動き(心的力動)も作用して，陽性症状(幻覚，妄想)が出現するとしました．このようなエイの考えを器質力動論といいます．エイの思想は最近あまり注目されませんが，一時はわが国の精神医学者にも影響を与えました．たとえば，著者の臨床の師である保崎秀夫(慶応大学名誉教授)は，統合失調症の被害妄想は生体が侵襲を受けた震撼状況のなかで再統合の力が作用し，自分を取り戻す努力の一環として自他の対立関係を明確にさせる過程のなかで生じるものであろうと論じています．

エイの考えはブロイラーによる統合失調症の症状分類にも通じるものがあります．ブロイラーは統合失調症の症状を二分し，連合弛緩(思考のまとまりのなさ)，感情両価性(同一の対象に相反する感情を同時にいだく)，自閉，感情鈍麻を基本症状とし，幻覚，妄想などはそこから派生する副次症状としました．ブロイラーの基本症状はクロウの提唱した統合失調症の陰性症状に類似するものであり，また副次症状は陽性症状に相当しています．

しかし，エイは精神障害の原因は器質的と考えたのですが，その器質因がどのような実態であるのかは明確ではありません．また精神疾患は脳機能の全体的(びまん的)退行であり，神経疾患は部分的(局所的)退行であるとの提唱も，はたして，そのように単純に割り切れるものかどうか疑問とする見方もあります．

さらに，エイによればすべての精神疾患は脳に器質的(生物学的)原因があり，軽度の損傷によって精神機能のもっとも表層の解体が生ずれば，神経症(ノイローゼ)症状を出し，その損傷が重くなって精神機能のより深層部分まで解体されれば精神病症状を表し，さらに最重度の損傷では認知症まで生じると考えました．これは神経症，精神病，認知症までを含む極端な単一精神病論ということができま

す．この点においてもエイの思想は極端すぎるのですが，最近は内因性精神障害については単一精神病論がまた注目されつつあります．このことについては，双極性障害についてのコラム（→72頁）でもふれます．

ところで，統合失調症の陽性症状と陰性症状についてのエイに代表されるネオジャクソニズム的考えは，近年提唱されている統合失調症のドーパミン説といくらか類似している面があり興味がもたれます．

本文中でも，統合失調症と脳内ドーパミン系との関係について述べました．そこで記したように，脳内ドーパミン系にはいくつかの経路があります．そのなかで，中脳辺縁ドーパミン路と中脳皮質ドーパミン路とが精神活動および統合失調症症状と関連性があると考えられています（図①）．

様々な動物実験などから，脳内の中脳皮質ドーパミン路と中脳辺縁ドーパミン路とは相互にバランスが保たれており，通常，中脳皮質ドーパミン神経系は中脳辺縁ドーパミン神経系を抑制していることが明らかにされています．何らかの原因で，中脳皮質ドーパミン系機能が低下すると中脳辺縁ドーパミン系が活性化され，中脳皮質ドーパミン系機能が亢進すると中脳辺縁ドーパミン系機能が抑制されるものと考えられます．

おそらく統合失調症ではこの脳内の中脳皮質ドーパミン系神経系と中脳辺縁ドーパミン神経系とのバランスが崩れるのであろうと推測されます．つまり中脳皮質ドーパミン系機能低下が生じるために陰性症状を引き起こし，その結果，中脳辺縁ドーパミン系は機能過剰を生じて，陽性症状を引き起こすものと思われます．通常の抗精神病薬はもっぱら中脳辺縁ドーパミン系の機能過剰を抑制することによって，陽性症状改善効果をもたらすのでしょう．

これに対し，治療抵抗性統合失調症に唯一，有効性があるクロザピンという薬物はドーパミン受容体遮断作用がそれほど強くはなく，その作用機序はいまでも明確ではありません．しかし動物実験により，クロザピンは前頭皮質のドーパミン放出を顕著に増加させることが示されています（図②）．クロザピンはこのように中脳皮質ドーパミン系機能を賦活する力が強く，そのことが中脳辺縁ドーパミン系の機能過剰をも適切に是正するように作用し，その結果として良好な抗精神病効果を発揮している可能性があります．

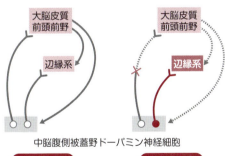

脳幹部中脳からは，辺縁系と大脳前頭前野（前頭葉の前の部分）の両方にドーパミン神経が投射している．正常な精神状態では，中脳辺縁ドーパミン系と中脳皮質ドーパミン系とのバランスがうまく保たれている．統合失調症では，中脳皮質ドーパミン系機能が低下して陰性症状を生じ，またそのことが中脳辺縁ドーパミン系機能活性化を起こして陽性症状を生じている可能性がある．

図① 中脳辺縁ドーパミン系と中脳皮質ドーパミン系との関連

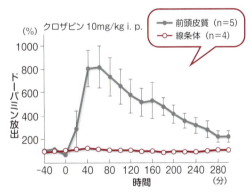

ネズミにクロザピンという非定型抗精神病薬を腹腔内（i.p）注射すると，線条体（大脳基底核）ではドーパミン放出に変化はないが，前頭皮質でのドーパミン放出が大きく増加する．クロザピンによる前頭葉でのドーパミン放出促進効果が，クロザピンの優れた臨床効果と関連している可能性が高い．（n＝実験動物数）

図② クロザピンの脳内ドーパミン放出に及ぼす影響

(Hagino Y, Watanabe M : Can J Physiol Pharmacol, 80 : 1158-1166, 2002.)

見られても，それらが短期間で消失するようであれば，統合失調症との診断はくだせません．統合失調症は長期間持続する慢性疾患であるとの認識があるからです．

### (2)生物学的指標

血液や脳脊髄液などにおける客観的な指標（バイオマーカーという）については，研究レベルでの報告はあるものの，現在でも日常診療で利用されているものはありません．

MRIでの脳萎縮についても，研究レベルでは報告されているものの，健常者との差異が少ないので，個別の臨床診断に使用するまでには至っていません．最近，NIRS (near infrared spectroscopy, 近赤外線スペクトロスコピー, 光トポグラフィー)により，統合失調症では特徴的な所見が得られるとの報告があり，注目されています．光トポグラフィーとは，脳血流動態を簡便に計測する技法で，これは頭部表面から近赤外線を照射することで，大脳表面の酸素化ヘモグロビン量，すなわち脳血流量を非侵襲的に計測することが可能な装置です．被験者にあるタスクを課し，それに対する脳血流の変化を見ると，統合失調症では対照や他の精神障害に比較して特有なパターンを示すとされています．今後，光トポグラフィーは機能性精神障害の客観的な診断方法となる可能性があるとされていますが，この検査だけで100％確実な診断をくだすことはまだできないようです．

##  どんな治療が行われますか

### (1)治療の考え方

薬物療法と心理社会的療法がともに必要です．

精神障害の発症について，ストレス-脆弱性モデルが提唱され，生物学的アプローチと心理社会的アプローチの統合が試みられています．この考えによれば，環境側から個人に及ぼすストレスと本人の発病脆弱性（遺伝的要素など）との相互作用が存在し，社会的支持と本人の対処能力からなる防御因子を超えるストレスがかかると，代償不全に陥って発病や再発が生じると考えられます．したがって，精神障害からの回復にあたっては，社会的支持や本人の対処能力を向上させるための心理社会療法が重要になります．また，薬物はストレスに対する防御因子の一つとして作用し，再発防止に役立っています．このように，心理社会療法と薬物療法との統合が統合失調症の治療には必要です．生物学的アプローチと心理学的，社会学的アプローチは相互に排除しあうものではなく，それらを統合した生物-心理-社会的アプローチ(biopsychosocial approach)が重要と考えられます．

たとえば，統合失調症の社会復帰に際しての薬物療法と社会療法との関連について研究したホガテイー(Hogarty,GE)らの報告を図2に示します．

図2は入院していた統合失調症患者が寛解して退院後，4つの治療グループ（偽薬のみ，偽薬＋社会療法，薬物のみ，薬物＋社会療法）に分けて24カ月間にわたって経過を追ったものです．偽薬のみ，および偽薬＋社会療法では累積再発率が月を経るごとに増加していますが，薬物投与群では明らかに再発率が抑制されています．さらに，薬物＋社会療法グループでは最も再発率が抑えられています．この研究は薬物の有効性をはっきりと示すとともに，薬物に社会療法が加わればさらに治療効果が増すことを示しています．すなわち，統合失調症の治療においては，薬物療法に社会療法が加わることが最善であるとの明確なエビデンスを示したものです．

### (2)薬物療法

統合失調症の治療薬を抗精神病薬といい

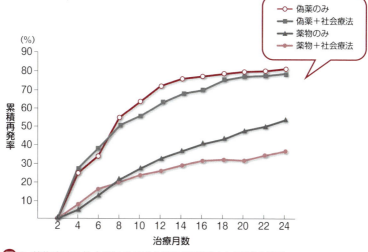

**図2 薬物療法や社会療法の統合失調症再発阻止に及ぼす効果**
薬物維持療法の有効性を示す．薬物と社会療法を併用した場合，再発率は最も少ない．
（Hogarty, G. E. ら：*Arch. Gen. Psychiatry*, 31：603-608, 1974 より）

ます．

　抗精神病薬の種類は，定型抗精神病薬と非定型抗精神病薬とに分けられます．定型抗精神病薬は昔から使用されている薬ですが，錐体外路症状を副作用として生じやすい特徴があります．クロルプロマジン，ハロペリドールなどがこれに含まれます．昔に比べ，定型抗精神病薬の使用は減少していますが，ハロペリドールの注射薬は，いまでも急性期の治療によく用いられます．

　非定型抗精神病薬は，比較的最近使用されるようになったもので，錐体外路性副作用を生じにくいとされています．定型抗精神病薬の作用機序は神経伝達物質ドーパミンの受容体の強力な遮断作用をもっていますが，非定型抗精神病薬はドーパミン受容体遮断作用に加えて，セロトニン受容体遮断作用が強いことが特徴であり，セロトニン・ドーパミン拮抗薬ともいわれます．セロトニン受容体遮断作用が抗精神病薬の錐体外路性副作用を緩和すると考えられています．リスペリドン，オランザピン，クエチアピン，ペロスピロン，ブロナンセリンなどがこれらに含まれます．

　これに対し，アリピプラゾールという非定型抗精神病薬はシナプス前部からのドーパミン放出を抑制するという独特な作用メカニズムをもっています．これらの非定型薬は錐体外路性副作用が少なく，過剰鎮静も生じにくいのでアドヒアランス（患者の服薬継続）が良好とされます．しかし非定型薬には肥満や糖尿病という別の副作用が生じやすく，非定型薬のオランザピン，クエチアピンは糖尿病には禁忌になっています．

　なお，非定型抗精神病薬の原型であるクロザピンは錐体外路症状を生じないことに加えて，他の抗精神病薬が有効ではない治療抵抗性統合失調症に有効性があります．このクロザピンは顆粒球という白血球の一種を減少させる致命的な副作用を起こすことがあるので，わが国では長らく使用できませんでした．しかし，最近になって，ようやく身体的副作用への対応が可能な医療機関において，登録した専門の医師によって，治療抵抗性統合失調症患者を対象にしてクロザピンの使用が行われるようになりました．しかし，クロザピンがなぜこのように際立った有効性があるのか，

その理由はいまでもよくわかっていません.
（コラム❸→38頁参照）

拒薬傾向（病識がないために服薬を嫌がる患者）を示すアドヒアランスの不良な患者には，デポ剤（持効性注射薬）の使用が勧められます．デポ剤は2週から4週に1回，筋肉注射を受けるだけなので，維持療法の継続に役立ちます．

なお，前述したように，多くの患者は抗精神病薬により，陽性症状（幻覚，妄想など）は改善することが多いのですが，陰性症状（意欲低下，感情鈍麻など）への改善効果を得ることは困難です．

抗精神病薬の副作用には，以下のようなものがあります．すべての精神医療従事者は患者の薬物へのアドヒアランス向上を援助するとともに，患者を悩ませる薬物の副作用についても，適切に把握し対応することが望まれます．

a. **錐体外路性副作用**：筋緊張や微細な運動などを不随意的に（自分の意志とは無関係に）調節しているのが錐体外路系神経の機能です．定型抗精神病薬はこの機能障害をおこしやすいのですが，非定型抗精神病薬にはこの副作用は少ないとされています．

以下のような錐体外路性副作用があります．
- パーキンソン症状[振戦，固縮，運動減少，小刻み歩行，流涎（よだれ）など]．
- 急性ジストニア[急激な筋肉緊張の亢進．眼球上転発作，頸の痙性捻転など]．
- アカシジア（静座不能症）[下肢のむずむずした異常感，じっと座っていられない感じを生じる．精神症状の悪化と間違えやすい]．
- 遅発性ジスキネジア[抗精神病薬服用後数年以後，特に高齢者に認められる．口の周囲の不随意運動，舌の回転運動，口のもぐもぐ運動など．この症状はいったん発症すると非可逆的である]．

b. **悪性症候群**：突然，高熱，発汗・頻脈などの自律神経症状，筋固縮，意識障害を生じるもので，放置すると死亡することがある最も危険な副作用です．検査所見で，血清CK（クレアチンキナーゼ）値が非常に増加します．対応としては，まず抗精神病薬を中止することが必要です．

c. **自律神経症状**：口渇，便秘，起立性低血圧などを生じやすい薬剤があります．便秘が長引くと，腸閉塞をおこしやすくなります．

d. **内分泌障害**：肥満，糖尿病，乳汁分泌，月経障害，男性の性機能障害などを生じることがあります．非定型抗精神病薬のオランザピンとクエチアピンは糖尿病には禁忌となっており，クロザピンも糖尿病や肥満を悪化させます．

e. **水中毒**：口渇に加えて，抗精神病薬長期投与によるホルモン分泌異常との関連が指摘されています．低Na血症，極度の多飲をおこし，ときに意識障害までおこすので，飲水制限が必要なことがあります．

## (3) 精神療法

支持的精神療法が主体です．

感情表出の高い（患者に批判的，攻撃的で感情的にまきこまれやすい）家族は，統合失調症の再発を起こしやすいので，患者本人や家族に病気の特徴などについてきめ細かく指導教育することが必要となります．そのことを心理教育といいます．

## (4) 社会療法

統合失調症入院患者の多くが社会的入院（医学的に病状はよくなっていても，社会での受け入れが悪いので退院できない状態）とされており，わが国では脱施設化（症状の寛解した患者を積極的に退院させ，地域で生活させる方針のこと）は欧米に比較すればまだ遅れています．

日常生活指導，レクリエーション，作業療

法，生活技能訓練（social skills training：SST）などを行い，社会復帰を目指すことが行われます．

SSTとは，対人関係における視線，表情，姿勢のような基本的態度から，日常生活で出会う問題の対処法などについて練習し，好ましい生活技能を習得させる行動療法の一種で，統合失調症の生活障害の改善に有効とされます．その他，デイケア，訪問看護，就労支援，社会復帰施設などを利用し，退院後の患者を社会で支援していくことが重要です．

さらに最近は，統合失調症の幻覚妄想や認知機能障害に対して，次のような積極的心理社会療法が行われるようになっています．

a. **幻覚・妄想症状への認知行動療法**：1990年代以降，英国を中心に，認知行動療法を統合失調症にも適用する研究が進められ，幻覚・妄想などの陽性症状に対しても認知行動療法が一定の有効性を示すとの報告が行われるようになりました．本治療の目標は，「症状の消失」ではなく，「症状に関する認知の修正」（認知再構成）や「対処力の増大」（対処戦略増強）とされます．本治療法はかなりの治療効果があるとされます．

b. **認知リハビリテーション**：統合失調症の認知機能障害の改善を目的とした心理・社会的介入のことです．Neuropsychological and educational approach to cognitive remediation（NEAR，神経心理学的，教育学的な認知矯正療法へのアプローチ）などが含まれます．NEARでは，「スーパーのレジ打ちの仕事をこなせるようになる」などの具体的，現実的，評価可能な目標をかかげ，3～6名程度の小グループで，パソコン上でのソフトウエア課題などに取り組み，半年ほど行われます．

## （5）通電（電気けいれん）療法

薬物療法が有効でない場合や重症例などに，やむをえず施行することがあります．最近は麻酔医により，全身麻酔施行，筋弛緩剤を使用してけいれんを生じないようにした修正型通電療法が施行されています．

## 予後はどうですか

統合失調症は大体，次のような転帰をたどります．

| | |
|---|---|
| 完全寛解 | 25% |
| 不完全寛解 | 25% |
| 軽快 | 25% |
| 未治 | 25% |

寛解という用語は激しい病気の症状がなくなり，病勢が停止している状態を指しますが，後になって病勢が増悪し，再発する可能性を含んでいる用語です．完全に病因が除去されれば治癒ですが，統合失調症の場合，現在でも治癒という言葉を使用することはできません．不完全寛解や軽快には，軽症からやや重症までの欠陥状態を含んでいます．

なお，統合失調症患者は若い頃には激しい症状を出していても，晩年になると症状が和らぐ傾向があります．

統合失調症は，死亡率が一般人口のそれより約2～3倍も高く，死因として重要なのは自殺であって，一般人口の約10倍の確率です．

# 香里さんの その後

　家族からの情報をもとにしたこれまでの経過から，統合失調症が疑われたため，外来場面で香里さんに統合失調症に特徴的な症状があるかを確かめる様々な質問をしてみたところ，次のような内容の答えが得られました．

　「テレビやインターネットで自分についての悪い噂が広められていく．そのことについては，隣家の人たちから，市役所の人たちまでも関与していて，みんなで自分を陥れようとしているような気がする．自宅にいても何者かに監視カメラで盗撮されていて自分のプライバシーが守られていないので苦痛である．自分の悪口や脅かすような声が聞こえてくるので恐ろしい．」

　以上のように，幻聴や被害妄想が存在し，1カ月以上症状が持続していることから，香里さんは統合失調症と診断されました．

　香里さんには抗精神病薬と睡眠薬を処方し，外来通院をしてもらうことにしました．当初は服薬に拒否感を示していた香里さんですが，「眠れずにいらいらして，神経過敏になっているようだから，気持ちを落ち着く薬を服用する必要がある」との説得を行ったところ，ようやく服薬に同意してくれました．

　自宅で服薬していると，数日ほどで幻聴などの異常体験が消失し，本人もとても楽になったと述べるようになりました．このように陽性症状は劇的に改善しましたが，家に引きこもり，友人だけでなく家族ともあまり会話をしない状況がその後も続きます．大学へは一時的に何とか復帰しましたが，通学への気力が続かないため，中退せざるをえなくなりました．その後，本人は就職を希望し，自分でインターネットを使って就職先を調べ，面接に行くようになりましたが，いずれも断られてしまいます．香里さんのどことなく表情に乏しく，気力のない様子がマイナスになっているようです．

　外来受診のときに，病院付設のデイケアに参加するように促しましたが，数回出席しただけで行きたがらなくなりました．他の利用者たち

と交流するのが苦手だということが理由でした．

　そのうちに，香里さんは幻聴も消失したので，もう病気はよくなったであろうと勝手に自己判断して，服薬をやめてしまいました．このことは家族も気がつきませんでした．

　しかし服薬中断後，2週間ほどで幻聴が再開し，またも自室に閉じこもり始めました．家族が病状の悪化に気付き，あわてて服薬を再開させたところ，数日で幻聴は消失しました．それをきっかけとして，服薬が必要であることは本人も認識できたようで，以後，外来通院，服薬は継続しています．発病1年後からは，1日に数時間，スーパーでレジ打ちなどのアルバイトを始めるようになりました．しかし，その仕事も人との接触の多い仕事なので，緊張感が出てしまい，長続きしませんでした．病気のことを職場の人に告げずに働いていることを引け目に感じ，そのこともストレスになっていたようです．

　このようにして，しばらくは仕事に出ることができず，家に閉じこもりがちになりました．学校もやめてしまい，職にもつけないということで，香里さんは気力・意欲をなくし，生きがいがなくなり，ゆううつな気分も強くなってきました．

　そこで，再度デイケアに参加を促したところ，家で何もしないでいるよりは刺激があるようで，気力も徐々に出てくるようになりました．今回は仲間との交流も苦にならず，長続きして通えることになりました．

　デイケアで自信をつけた香里さんは，障害者手帳を入手し，最終的に障害者枠での就労をしました．仕事の内容は受付や簡単な事務仕事などです．そこでは雇用者も病気があることを了承してくれていますので，本人も気持ちが楽になり，仕事が継続できています．また仕事をして給料ももらえることで，生き甲斐も生じ，あまり抑うつ的になることもなくなりました．

05

統合失調症

■ 統合失調症および妄想性障害 ■

# 06 自己臭恐怖

　中山五郎君（仮名）は13歳の中学生です．あるとき，クラスで友人から「ちょっと変な臭いがするよ」と言われたことがありました．友人はごく軽い気持ちで言ったのでしょうが，それ以来，五郎君はそのことが気になって仕方がありません．自分の身体から他人を不愉快にさせるいやな臭いを発散しているという気持ちが頭から抜けなくなってしまったのです．

　臭いはどこから出ているのかよくわからないのですが，腋臭かもしれないし，口臭かもしれないし，おならかもしれないと思ってしまいます．またその臭いは自分にも臭うような気もするのですが，はっきり臭うかというとそうでもなく曖昧さがあります．むしろ周りの人が変な顔をしたり，咳払いをしたりすることが多くなったように感じ，それは自分の臭いに対するあてつけのようにも思え，そのことが自分から臭いが出ている証拠のように思いました．そして自分の臭いが他人に迷惑をかけているとも考え，恥ずかしさの気持ちも高まり，そのことばかり考えて成績も下がり，ついには学校へ行くことをいやがるようになりました．

　両親は当初，なぜ五郎君が，登校拒否的になったのか理由がわからなかったので，大変戸惑いました．そこで五郎君とよく話をした結果，五郎君が自分の臭いに悩んでいることに気づきました．しかし両親にはそのような臭いは全く感じられなかったので，気にしすぎではないかと言いましたが，五郎君は確かに臭っていると言ってゆずりません．ついに両親も病院に行って相談しようと思いましたが，どの科を受診してよいかわかりません．五郎君自身は精神的な問題とは考えておらず，腋臭かもしれないので皮膚科ではないかと主張し，皮膚科医院を受診することにしました．しかし皮膚科の先生からは，これは皮膚の病気ではなく，精神科で診てもらったほうがよいと言われ，紹介状をもって精神科を受診しました．

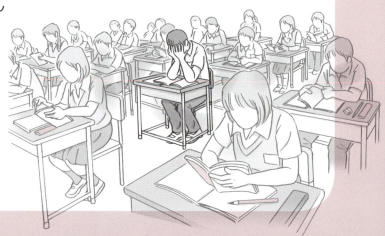

# 自己臭恐怖とは？

 **どんな人がなりやすいですか**

自己臭恐怖は，わが国で多いとされますが，頻度は不明です．外国にも全くいないわけではありませんが，日本よりは少ないようです．DSM-5にもJikoshu-kyofuとして日本語がそのまま記載されています．

主に思春期に発症します．

 **どんな病態ですか**

### (1)臨床症状

自分の身体からいやな臭いが出ていて，他人に迷惑をかけており，その結果，他人から避けられていると悩むことが主症状です．

類似の病態として自分の視線がきつくて他人に不快な思いを与えていると悩む状態の人たちがおり，これを自己視線恐怖といいます．この自己視線恐怖も日本に多いとの説があります．

自己視線恐怖や自己嗅恐怖が日本に多いことが事実とすれば，日本独自の精神風土がこのような症状を生み出しているのかもしれません．このようにある社会のみに特異的に出現するような精神障害を文化結合症候群(culture-bound syndrome)といいます．このような障害を詳しく研究することによって，その社会に特有の精神病理を見い出せる可能性があります．

### (2)DSM-5における位置づけ

昔，日本の精神病理学者たちは，この自己視線恐怖と自己臭恐怖について関心をもち，多くの臨床的研究が行われました．

そして，自己視線恐怖と自己臭恐怖を対人恐怖症(わが国での昔の診断名)のなかに分類するとの考えが提唱されました．この2つは自らの身体の状況が他人に不快感を与えていて，そのために他人から忌避されていると信じているという構造が共通しています．さらに，その背景に他人から自分がどのように見られているかを気にしやすい対人恐怖症と共通な心理があるとされたのです．対人恐怖症はDSM-5の社交不安症(社交不安障害，社交恐怖)とほぼ一致する概念です．そのDSM-5でも社交不安症についての記述のなかに文化に関連する診断的事項として，Taijin kyofushoの病名が取り上げられ，その特徴として，自己の症状や行動が他人に与える影響を気にしていることが指摘されています．

以前にはこの対人恐怖症(社交不安症)自体も日本に多い神経症であって，欧米では報告が少ないと考えられていた時代がありました．その背景には，日本人は外国人と比較して，他人が自分をどのように見ているのかを気にしやすい，あるいはなるべく他人に不快な思いをさせてはいけないと考えやすいなど，対人関係において気を遣いやすい傾向があるからであるとも議論されていました．すなわち，日本は単一民族が長期にわたって比較的平和な農耕社会を営み，その結果，周囲との協調関係を大切にする文化風土が成立し，他人に迷惑をかけてはならないと気配りをし，また他人からどのように見られているかに気を遣う文化があるというのです．

しかし，社交不安症という概念がDSMに導入されてからは欧米にもかなりの患者がいると報告されるようになりました．したがっ

自己臭恐怖

て社交不安症が日本独特の神経症であるとはいえないのかもしれません．その反面，米国などでは社交不安症は単なる内気な性格（shyness）であって，このような状態をも精神疾患として扱うようになったことは，過剰診断で行きすぎであるとの批判もあるようです．また欧米における社交不安症は，人前で自己主張しなければ生き残っていけないような社会環境が背景になっており，日本人における他者への気配りのしすぎから生じる対人恐怖症とは異なっている可能性もあります．

わが国の精神医学者はかつて，対人恐怖症者の対人緊張は家族のような親密な関係の人や，全くの他人（たとえばたまたま立ち寄ったコンビニの店員）に対しては生じにくい反面，ある程度見知った中間的な人間関係（たとえば学校での級友）の人に対して生じやすいことが特徴的であると指摘していました．このような事象が欧米人の社交不安症者にも見い出されるのかどうかは興味があるところです．

精神病理的には自己視線恐怖は比較的軽症の神経症レベルでしょうが，自己臭恐怖はそれよりも重い病態であり，確信度が強い人は

## コラム 1　神経症の概念

神経症は，いまはあまり使われなくなった精神疾患名です．DSM分類では神経症という病名はなくなってしまいました．ICD-10分類にはまだ神経症性障害という病名がかろうじて残っていますが，これも次の版では消えてしまうかもしれません．しかし，実際の臨床現場ではまだ有用な病名です．筆者の個人的希望としては，次のICD分類にも神経症という用語を残しておいてほしいと思っています．

神経症は英語でneurosis，ドイツ語でNeuroseです．このドイツ語のノイローゼという用語はわが国では一般的にもまだよく使われています．

この神経症は18世紀の英国の医師，カレン（Cullen, W）が作り出した病名で元来はすべての神経学的疾患と精神疾患を含んでいました．しかし19世紀にフランスの有名な神経学者のシャルコー（Charcot, JM）は，はっきりした脳神経の解剖学的病変の存在しない機能的障害を神経症としました．この頃から，神経症は心理的要因によって生じる病態であって，暗示や感情の大きな変化によって引き起こされるものとの考えが生じてきます．フロイト（Freut, S）は神経症の発症には，幼児期の心的外傷が無意識下に抑圧されて生じるとの，精神分析理論を作り出しました．

こうして，神経症の特徴として，脳の器質的背景がないこと，心因の関与が大きいことの2つが重要視されます．

したがって神経症は心因性精神障害の中に含まれてきます．心因性精神障害とはストレスなどの心理，環境的要因が原因となる精神障害を指します．患者の心のなかで欲求不満や心的葛藤があってそれをうまく処理できず発症するものです．しかし世の中にはストレスを受けても不安を生じやすい人，生じにくい人がいます．したがって患者の性格（たとえば，小心，神経質，心配性，緊張しやすい，完全癖が強いなど）も心因性精神障害の発症には大きな役割を演じているということになります．

また心理的原因と症状との間に意味のあるつながりがみられることも多いのです．症状は主に不安感を中心とした健常者でも体験し得るものであり，原則として幻覚，妄想など非現実的な症状は生じません．

神経症の具体的な代表例に本文で言及した社交不安症（わが国では昔，対人恐怖症と呼ばれていた）というタイプがあります．これは，思春期になって自意識が出ることに伴い，人前に出ると緊張してあがってしまい，不安が強くなって上手に話せないとか，顔が赤くなるので恥ずかしいと言って悩む状態です．このような状態は，軽度の症状であれば多くの人も体験したことがあるものでしょう．つまり，このような傾向は誰でも多かれ少なかれもっているものであり，神経症の患者の症状は正常心理の延長線上にあるものと言えます．軽症であれば治療を

妄想といってもよい状態です．したがって自己臭恐怖は妄想性障害の範疇に入れられることもあります．事実，わが国では，この自己臭症状を醜形恐怖などとともに思春期に発症することが多く，また妄想に近い病態になるところから，思春期妄想症と名付けていたこともありました．

妄想性障害とは，妄想が持続的に存在するが妄想以外の精神症状がほとんど認められないものであって，統合失調症とは異なるものと考えられています．妄想性障害では統合失調症に見られるような人格変化も目立ちません．他方で，DSM-5 では統合失調症と妄想性障害は統合失調型パーソナリティ障害などとともに，「統合失調症スペクトラム障害および他の精神病性障害群」という大項目のなかに含まれています．スペクトラムとは連続体という意味で，これらの障害は厳密に区分けすることができず，相互に移行しあうものであることが示唆されています．つまり妄想性障害は統合失調症近縁の病態であるという捉えかたです．

しかし，DSM-5 ではこの自己臭恐怖（Jikoshu-kyofu）と醜形恐怖症を「強迫症およ

受ける必要はありませんが，重くなって学校や会社に行くことが苦痛になるなど社会的機能の障害が起こるようであれば，精神医療の対象になってきます．

昔は神経症に代表される心因性精神障害と統合失調症に代表される内因性精神障害の区別を厳密に行うことが重要だといわれました．この2つは重症度の違いがあり，病態の相違もあるとされ，治療方針も異なるからです．

神経症レベルのものは障害が人格全般に及ぶことはなく，幻覚妄想などの非現実的症状はなく，また自らが精神的に不調であることを自覚しているので病識はあり，行動の乱れはあっても社会的な許容範囲にとどまっています．治療は環境調整や精神療法などが主であり，社会的予後は良好です．社交不安症の基本的症状である人前で緊張するといった症状は健常者でも多少なりとも存在するものですから，その症状は正常心理から了解することが可能でもあります．

これに対し，統合失調症などの内因性精神障害では，健常者の心理からは了解できない幻覚妄想などの非現実的な症状が出現し，病識が失われ，社会的に問題行動が目立ち，長期的にみて予後が良くない例も多くみられます．内因性精神障害では脳の生物学的病態が大きな役割を演じていることが想定されており，治療は薬物などの身体的治療法が重要です．このような内因性精神障害に対しては，精神病（psychosis）という用語も用いられます．

前述した症状の了解可能性と不能性という区別は，昔の精神医学者のヤスパース（Jaspers, K）が神経症と精神病を区別するうえで重要視した考えです．

しかし，神経症の病名はいま，国際分類からは消え去りつつあります．米国のDSM分類から神経症の病名がなくなった理由は，かつて米国で盛んであった精神分析の影響を排除しようとしたためとも言われています．神経症はフロイトが精神分析を創始したアイディアのもとになった病態だからです．

しかし，実際の診療においては現在でも多くの精神科医が患者を前にして神経症レベルの病態か，内因性の精神病性の病態かを見極め，それにもとづいて治療方針を決定していく努力をしているのだと思われます．DSMのような分類も重要ですが，昔ながらの精神医学もまだ存在意義を失ってはいません．

このように，神経症と，統合失調症のような精神病性障害とは区別しうるものと考えられていましたが，この両者の境界にあるような病態として自己臭恐怖が関心をもたれた面がありました．自己臭恐怖は一面，対人恐怖のような神経症的側面をもちながら，他方で病識を欠き妄想性障害といってもよい状態になるからです．自己臭恐怖は日本に特徴的に多いという文化結合症候群の面も含めて，今後も着目される精神障害です．

自己臭恐怖

び関連症(強迫性障害と関連障害群)」のカテゴリーのなかに入れ込んでいます．自己臭恐怖を精神疾患のなかのどこのカテゴリーに分類するかについては，今後もよく検討していかなければならない課題です．

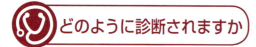
どのように診断されますか

自らの身体から変な臭いが出ていて他人から嫌われているとの思い込みがあり，それ以外のたとえば，統合失調症などに特徴的な症状が否定されれば，自己臭恐怖と診断されます．

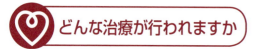
どんな治療が行われますか

SSRI (selective serotonin reuptake inhibitor，選択的セロトニン再取り込み阻害薬)が有効なことがあります．

予後はどうですか

自己臭恐怖を含む思春期妄想症は単一症候的に経過(ずっと同じ症状が変わらずに存在する)する場合もある一方で，一部は統合失調症に移行するものもあります．また一部の思春期妄想症にはSSRIが有効な場合があり，軽快していくこともあります．

したがって，症例により予後は様々です．

## 五郎君の その後

　精神科では自己臭恐怖と診断されました．そこでSSRI系統の抗うつ薬を投与され服用したところ，だんだんと臭いを発散しているという感じがうすれ，何とか学校にも出席できるようになりました．臭いについてはときにいくらか気になることはあっても，多くの場合は忘れていられる状態にまでなったのです．教室のなかで積極的な活躍は認められませんが，数人の友人もでき，成績も中程度までは回復してきています．

# 07 うつ病

■気分(感情)障害■

　鈴木春美(仮名)さんは23歳の学校教師です．昨年，優秀な成績で大学を卒業後，中学校の理科の教員に採用されました．性格は几帳面で真面目です．生徒たちのためによい授業をしなければとの思いが強く，当初から緊張感をもって仕事に取り組みました．中学生の理科ですので，生物，化学，物理的な内容をすべて教えることになります．また生徒に実験もさせなければなりません．講義の下調べ，実験の準備と指導，その後片づけなど初めてやることばかりで，時間がいくらあっても足りません．授業以外にも，部活動の指導，担任としての生徒達の生活指導もあります．赴任先の中学校では数年前にいじめ事件が発覚し，学校の方針として生徒の一人ひとりについて校外での生活や，友人関係などの面でも丁寧に指導するようにとの指示が徹底されています．

　生真面目な春美さんは，与えられた業務のすべてについて当初から熱心に打ちこみました．仕事量があまりにも多いため，睡眠時間を削ってまでして，働かなければならないことがありました．

　そのように無理を重ねているうちに，まだ若く比較的に体力はあった春美さんでしたが，さすがに疲労が蓄積し始めました．

　2学期の中頃から疲労感を強く感じ，身体が思うように動かなくなってきました．頭の回転が鈍くなり，授業の準備を行おうと思っても能率が極度に低下し，まとまりがつかなくなってきました．準備不足のため，授業の途中で立ち往生し，自分でも何を話しているのかわからなくなる始末です．生徒達も敏感にそのことを感じ取り，授業中，がやがやと騒ぎ始めるようになってきました．しかし，自分の教え方が悪いことが原因であると自覚している春美さんは，そのことについて注意すること

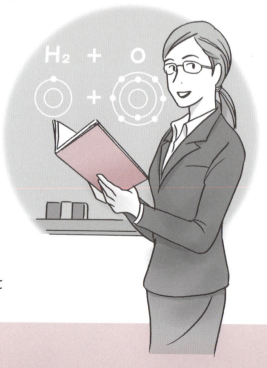

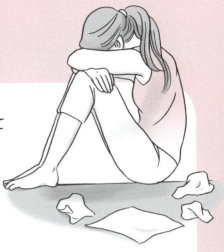

もできません.そのうちに教員会議に出席しても,どのような議題が話し合われているのか,ついていけず,理解できなくなりました.意見を求められても,すぐに応答することができず,黙り込んでいるような状況になることもありました.答えようと思っても,考えをまとめて話をする気力が出てこないのです.

　身体的症状も出始めました.食欲が落ち,食べ物の味がしなくなり,体重が減ってきました.便秘に苦しむようになり,お腹が張って苦痛を覚えるようになりました.夜も眠れなくなりました.寝つきが悪くなり,うとうとしたかと思えば,すぐに目がさめてしまいます.夜中の3時過ぎくらいからは完全に覚醒してしまい,疲れているので,もっと眠っていたいと思っても明け方まで一睡もできず,そのことをとても苦痛に感じます.

　元来,趣味のないほうでしたが,元気なときは,夜,テレビのお笑い番組などを見て楽しむことはできました.ところが,徐々にテレビにも関心が向かなくなり,テレビの音が聞こえることさえ耳障りになり,ついにはテレビをつけることもしなくなりました.帰宅しても疲れのため,ただ横になっているだけです.

　そのうちに,「このままでは職場の同僚や生徒など,自分の周りのすべての人たちに申し訳ないので,教員を辞めたい」と思うようになりました.しかし,「仕事を辞めてしまうと生活ができなくなってしまうし,将来はホームレスとしてしか生きていけないだろう」との悲観的な予測が頭を占めるようになってきました.

　あるとき,離れて暮していた母親が久しぶりに春美さんのアパートを訪ねてきました.母親は春美さんの痩せ細った身体と,憔悴した状況に驚きます.何が起こったのかといぶかりながら春美さんと話していると,「もう死んでしまいたい」との言葉が出てきました.

　心配した母親の勧めで,春美さんは精神科を受診することになりました.自分でも心身の不調を自覚していた春美さんは,比較的素直にその勧めにしたがい,母親に付き添われて精神科クリニックを受診しました.

# うつ病とは？

 **どんな人がなりやすいですか**

単極型うつ病は16％（6人に1人）の割合で発症するとの数字があります．すなわち，うつ病はcommon disease（誰でも罹りうる普通の病気）です．

厚生労働省の調査では，うつ病の患者数は10年で倍増し，現在，100万人近く存在するとされています．男女差があり，女性が男性よりも2倍程度，発症が多いとされています．

 **どんな病態ですか**

### (1) 臨床症状

双極性障害の項（➡70頁）でも述べますが，これまでの考えでは，双極性障害，単極型のうつ病ともに，気分（感情）の変動を生じることが主症状なので，両方を近縁の病気と考え，二つを合わせて気分障害（感情障害）としてまとめていました．これはDSM-ⅣおよびICD-10における分類です．

しかしDSM-5では，「双極性障害」と，「単極型うつ病を含む抑うつ障害群」とを別々のカテゴリーに分けています．

以下に，うつ病の病状を述べます．単極型うつ病と双極性障害のうつ病は同じ症状を生じます．

- 感情，気分の面で，憂うつとなり，悲哀感，絶望感が生じます．
- 思考の進み方が遅くなり，「考えがうかばない，頭の回転がにぶい，集中できない」などの症状が出現しますが，これを思考制止といいます．
- 「自分は駄目な人間だ」などと，自己の能力を過小評価するようになることが多く，これを微小観念といいます．
- 抑うつ気分がもとになった妄想（誤った考えを信じ込んでいて訂正できない状態）を生じることもあります．軽症のうつ病では妄想まで出ることはありませんが，重症のうつ病ではときに妄想まで生じます．

うつ病の妄想の種類としては，「自分は罪深い人間だ」と確信する罪業妄想，「財産を失った」と確信する貧困妄想，「身体の不調はがんのような重大な身体疾患のせいだ」とする心気妄想などがあります．

また自殺したいとの考えが出現し，実際に自殺を試みることもあります．そこが，うつ病で最も注意すべき点です．わが国では，

---

 **うつ病を発症した有名人**

高嶋忠夫，小川宏，萩原流行さんなど，うつ病であったと告白した有名人は増えています．その結果，昔はうつ病を発症しても精神科診療を避けていた人たちが精神科受診にあまり抵抗を感じないようになってきました．そのことは歓迎すべきことです．

1998年から2011年までの毎年，3万人以上の自殺者が出て，深刻な事態となっていました．自殺の多くは，うつ病が原因です．国も自殺対策に取り組み，ようやく自殺者数は減少傾向にありますが，まだなお深刻な状況にあることに変わりはありません．

なお自殺は，うつ病の極期(最も重い時期)よりも，むしろ回復期に起こりやすいことが昔から指摘されています．この理由としては，うつ病の極期では自殺する気力さえもないからであり，うつ状態が改善しかかると自殺を決行する気力が出てくるためであると説明されています．

うつ病では意欲，活動性が低下し，「物事を行うのがおっくうだ，仕事に行きたくない，趣味もやる気がしない」などの症状を出しますが，この症状を精神運動制止といいます．

強度の制止状態ではうつ病性昏迷にまで陥る人がいます．昏迷とは意欲の極端な低下のため，全く無反応の状態になるもので，意識障害のように見えるものの意識障害ではありません．意欲・気力の極端な低下のため，このような状態になるのです．昏迷を生じる疾患には，重症のうつ病のほかに，緊張型統合失調症や解離性障害(心因性に生じる昏迷)があります．

これとは対照的に，不安感，焦燥感が強く生じ，いてもたってもいられないといった落ち着きのない状態になる人もいます．

睡眠障害(不眠，特に早朝覚醒が多い，まれだが過眠になることもある)も多くみられ，通常，患者はその不眠を大層苦にしています．不眠とうつ病とは関連が強いことが指摘されており，不眠に悩む多くの人は，将来うつ病を発症しやすいとされています．

そのほかに，易疲労感，食欲減退，体重減少，性欲減退，便秘，動悸，各種疼痛などの身体症状も多くみられます．身体症状が強く出る結果として，本人も周囲の人も身体疾患だと考え，うつ病が見逃されていることがありますが，これを仮面うつ病といいます．

ときに，症状の日内変動(朝方うつ症状が最も悪く，夕方になると少し良くなる)が生じることも昔から知られています．

軽症うつ病では病識(自分が精神的に具合が悪いことを自覚していること)は保たれますが，重症化して妄想などが出現すると病識は失われることがあります．

うつ病は，器質性精神障害ではないので，意識障害や認知症を生じません．しかし，高齢者がうつ病になると認知症とまぎらわしい状態になることがあり，これを，うつ病性仮性(偽性)認知症(痴呆)といいます．

## (2) 原因

遺伝的素質と環境要因との相互作用で発症すると考えられます．単極型うつ病は，(躁病相とうつ病相の両方を繰り返す)双極性障害よりも，遺伝的背景は少なく，遺伝率は30〜40%です．つまり，ストレスなどの環境要因が単極型うつ病発症には大きな役割をもっています．

また，単極型うつ病の患者は，ある特徴的な性格の人に多いとされます．

日本の下田光造が唱えた執着性格とドイツのテレンバッハが提唱したメランコリー親和型性格が有名で，この両者は類似しています．これは，仕事熱心，勤勉，責任感が強い，几帳面といった性格のことです．

それに加えて，うつ病は次のような誘因がもとになることが多くみられます．種々の喪失体験(肉親の死亡，事業の失敗など)，生活の大きな変化，責任の急増(昇進，出産など)，慣れた環境から新規の環境への移転(引っ越しなど)です．最近は厳しい経済状況のもと，職場での成果主義が求められるようになり，そのことがストレスとなって，多くのうつ病患者を発生させています．

## コラム2 うつ病とうつ状態

　わが国の精神医学は，かつてドイツ精神医学の影響を大きく受けていました．ドイツ精神医学では，精神障害を原因別に大きく3つに分けていました．

　すなわち，外因性（広義の器質性），内因性，心因性と3つに大きく分ける分類法です．この分類には昔から批判があり，最近はあまり使用されなくなっています．たとえばDSMなどの国際分類には用いられていません．しかし，この3分類は精神障害を理解しやすい面があり，しかも実際の診療でもかなり役立つので，なかなかすてがたいものがあります．

　外因性とは心の外側の身体的原因が明確に存在するという意味であり，（狭義の）器質性疾患やアルコールなどの物質関連障害を含みます．（狭義の）器質性精神障害は，精神活動の基盤である大脳や神経細胞の粗大な病変が認められるものであり，くだけた言い方をすれば，大脳が目に見えて壊れてくる病気を指します．外因性精神障害の原因は変性，外傷，感染，炎症，腫瘍，内分泌疾患，アルコール，薬物など様々です．しかし，症状は原因のいかんに関わらず，急性期には意識障害，慢性期には認知症と人格変化というかなり共通した症状が出現します．

　一方，心因性精神障害とは心理環境要因が大きな原因と考えられるものであって，PTSD（post-traumatic stress disorder，心的外傷後ストレス障害；大災害，戦争などの悲惨な体験にあった後，長期にわたり心身の不調に苦しむ状態）のような病態が含まれます．昔は心因反応と呼びました．またかつて，神経症（ノイローゼ）と呼ばれた病態もこのなかに含まれます．症状は，健常者であってもときに感じるような不安や軽度の抑うつを中心とした症状が強く出てくるものです．心因性精神障害では，脳の大きな病変は認められません．症状として，意識障害や認知症なども生じません．

　内因性精神障害とは脳の粗大な病変は認められず，意識障害や認知症のような症状は出さないものの，幻覚や妄想のような正常心理からはかけ離れた奇妙な症状が出現し，単に心理環境的原因のみで発病するとは考えにくいものです．原因としては，遺伝のような素質的要素が重要と考えられています．また神経伝達物質など脳内の生化学的異常が関与しているとの説が有力です．統合失調症や気分障害（双極性障害と単極性うつ病）は内因性精神障害に含まれます．

　精神科医が様々な精神障害の診断をするにあたっては，まずは器質的な原因はないかを調べ，そのような病因が否定されたうえで，内因性ないし心因性障害の可能性を考えていきます．なぜなら一見，内因性ないし心因性障害のようにみえても，ときに，脳腫瘍や脳炎といった器質的脳疾患が原因となっていることがあり，そのような病気を見逃すと患者の生命に関わることもあるからです．

　抑うつ状態を生じている患者についても，そのような症状を引き起こしている原因のなかには，内分泌（ホルモン）の病気や脳卒中などの器質的脳疾患が存在することについては本文中に述べました．このような器質的原因を身体的検査で除外したうえで，さらに抑うつ症状を生じている原因として，気分障害のような内因性精神障害か，適応障害や抑うつ神経症のような心因性精神障害かを検討していくことになります．

①**気分障害**：うつ病だけを反復する単極型うつ病（DSM-5では，抑うつ障害群のなかに分類されている）と，躁病とうつ病とを繰り返す双極性障害（躁うつ病）とに分けられます．DSM-Ⅳまでは両者を気分障害という一つの範疇に入れていましたが，DSM-5では，異なった病態であるとしています．しかし，単極型うつ病と双極性障害でのうつ病は臨床的に症状の違いはありません．

②**適応障害**：軽度の心因が原因となって，軽度の不安，抑うつなどを生じる状態のことです．PTSDが重症の心因反応とすれば，適応障害は軽症の心因反応ということができます．また，うつ病ほど重症ではないうつ状態が長期に持続し，性格的関与も大きいと考えられていた状態を，昔は抑うつ神経症とい

い，気分障害とは別のものとして神経症圏内の範疇に入れていました．しかし，近年の国際分類，たとえばICD-10分類では抑うつ神経症は気分変調症という病名になり，うつ病類似の病態であるとして，神経症性障害からはずされて，気分障害のなかに入れられています．

しかし，昔は抑うつ状態の患者を診察する場合に，内因性うつ病と心因性の抑うつ状態との鑑別を行うことが重要視されていました．なぜなら原因の違いにより，治療も異なると考えられていたからです．内因性のうつ病の場合は，原因として心理環境要因よりも脳の生物学的機能障害が重視されていたので，治療としては抗うつ薬投与や通電療法のような身体的治療法が主になります．これに対し，心因性のうつ状態の治療は，環境調整や精神療法などの心理環境的治療を優先すべきであると考えられていました．この考えは，現在でもなお通用しうるものです．

ところが，DSM分類ではこのような原因別のうつ状態の分類は採用されていません．DSM分類では，ある精神疾患に特徴的と思われる代表的症状を列挙して，そのうちのいくつ以上が認められれば，その疾患と診断するというマニュアル的なものです．これを操作的診断といいます．精神障害の原因は今のところ明確なものが少ないので，心因性とか内因性などの原因にはふれずに，とりあえずどの精神科医でも容易に共通の診断を行えることを目的として作成されているからです．

したがって，DSM分類でのうつ病（DSM-5）は内因性か心因性かといった原因にはふれていません．しかし，もちろん原因探究を無視してよいわけではありません．DSM作成の元来のきっかけは，世界中の精神医学者が共通のマニュアルを用いて精神疾患を診断し，そのうえで様々な研究を推進していくことにより，やがては精神障害の根本的（自然科学的）原因も究明できることを期待していたのです．しかし，うつ病も含めて，神経科学の立場から根本的な原因が解明された精神障害は残念ながらまだほとんど存在しません．DSM-5に至っても，当初期待されていたようなうつ病の診断基準に生物学的マーカーを入れるといったことはまだできていません．

余談になりますが，筆者は昔から内因性精神障害の生物学的側面に関心があり，若い頃（1970～1990年代），その方面の実験研究（薬理学的，神経化学的研究）に打ちこんでいたときがありました．しかしその当時は，21世紀になってもまだ内因性精神障害の原因がはっきりとは解明されず，生物学的マーカーも見い出されないままであるといったことは予期できませんでした．

それはともかく，わが国の精神科医の多くはDSM分類を参考にしながらも，実際の臨床現場では内因性うつ病と心因性抑うつ状態の区別を行い，患者への対応や治療方針に反映させるなどの工夫を行っているものと推測されます．たとえば精神科医は，抑うつ状態にある患者さんから，職場に出す診断書を書くように求められます．その際，「うつ病」と書くときもあれば，「うつ状態」と書く場合もあります．一般的に精神科医が診断書に「うつ病」と書く場合は，内因性うつ病にあてはまる患者を対象にしています．これに対し，「うつ状態」の場合は，心因性のうつ状態や気分変調症（昔の抑うつ神経症）のことを意味しています．

繰り返しになりますが，人間が憂うつになることについては多くの原因があります．だれでも嫌なこと（失恋，失業，職場での失敗，家族内の不和など）があれば，気持ちが落ち込みます．そのように心因性に生じるうつ状態と，内因性うつ病によるうつ状態とはどこが違うのでしょうか？　内因性うつ病は通常の落ち込みに比べて，重症で長期間持続するということは言えます．本文に記したDSM-5におけるメランコリー型うつ病の定義は，うつ病（DSM-5）の定義よりも重症のうつ病ですが，これは昔の内因性のうつ病の特徴と一致してきます．

### うつ病

様々な人間関係の問題も，うつ病発症のストレスの元になります．たとえば職場での上司からのパワハラや，家庭内での嫁姑関係などです．

また本人や家族が重大な身体的病気になると，それをきっかけとして，うつ病を発症することがみられます．たとえば，がんのような生命に関わるような病気があると診断された場合に，強い心理的ショックを受け，その後多くの人が，うつ病を発症します．

しかし，症例によっては，ストレスなどの誘因が特になくても，うつ病を発症し，繰り返す人もいます．

生物学的には抗うつ薬の作用機序から次のような説が生じました．多くの抗うつ薬が神経伝達物質のモノアミン（ノルアドレナリンないしセロトニン）の放出を増加させ，シナプス部分でのこれらの神経伝達の増強を引き起こすことから，うつ病患者の脳内では，脳内のモノアミンによる神経伝達が減少しているとのモノアミン説が有力です．

図1に抗うつ薬の作用機序を示します．多くの抗うつ薬はシナプス部位での神経伝達に作用することによって，その抗うつ効果を発揮していると考えられています．脳の中では数多くの神経細胞がネットワークを形成しており，そのネットワークを活動電位という電気活動が行き交うことによって膨大な情報処理が行われ，その結果として神経精神機能が営まれています．神経細胞相互は直接結合しているのではなく，1つの神経細胞と別の神経細胞の間には，シナプス間隙という隙間が存在します．1つの神経細胞の末端（神経終末）からは神経伝達物質という化学物質が間隙に放出され，その伝達物質は隣接する神経細胞上にある受容体に結合して情報が伝えられます．情報を伝え終わった物質は，神経終末のトランスポーター（再取り込み部位）を通って，また元の神経細胞に再取り込みされ次の情報伝達のために再利用されます．

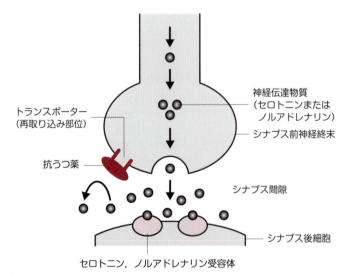

**図1 抗うつ薬の作用**
抗うつ薬は神経終末のセロトニンとノルアドレナリンという2種類の神経伝達物質の再取り込み部位をふさぐことによって，シナプス間隙での神経伝達物質の量を増加させる．その結果シナプス後部のセロトニン，ノルアドレナリン受容体への神経伝達物質の作用が強まる．

（NHKきょうの健康，(2001.5.1号）うつ病の薬，p.166を一部改変）

伝達物質には数多くの種類があります．統合失調症と関係の深いものはドーパミンですが，うつ病と関連している物質はセロトニンとノルアドレナリンです．多くの抗うつ薬はセロトニンとノルアドレナリンという2種類の神経伝達物質のシナプス前神経終末の再取り込み部位をふさぐことによって，シナプス間隙での伝達物質のモノアミン（セロトニンとノルアドレナリン）の量を増加させます．その結果，シナプス後細胞のセロトニンとノルアドレナリン受容体への伝達物質の作用が強まるのです．このことから，うつ病の脳内ではモノアミン（セロトニンとノルアドレナリン）による情報伝達が減少しているという説が提唱されたのです．

このようなモノアミン説は現在でも有力ですが，近年は，さらに海馬のシナプス後細胞内で生じる神経栄養因子発現を介する機構が注目されています．図2を参照してください．

動物にストレスを負荷するとストレスホルモンである副腎皮質ホルモン（グルココルチコイド）が分泌されます．これは次のような仕組みで起こります．ストレスはまず，視床下部からのCRH（副腎皮質刺激ホルモン放出ホルモン）の分泌を促進します．CRHが脳下垂体前葉に作用すると，そこからACTH（副腎皮質刺激ホルモン）分泌を引き起こします．ACTHはさらに血流により副腎皮質に運ばれ，そこからグルココルチコイド（コルチゾール）という副腎皮質ホルモン分泌を増加させます．コルチゾールには，血圧，血糖，血液の粘調度を高め，炎症を抑制するなどの作用があります．

太古のころから，人類にとっての最大の脅威（すなわち最大のストレス）は肉食獣に遭遇するなどの生命の危機に直結する緊急事態でした．そのようなとき，先に述べた視床下部-下垂体-副腎皮質系が活性化し，副腎皮質ホルモンが増加して，結果として「闘争か逃走（fight or flight）」を行わせやすいように身体の状況を調節していました．かつては，このような危機は一過性のものであったので，危機が過ぎ去った後は，上記の身体状況は速やかに回復していきました．

ところが，現代社会では生命の危機に直結するような急性の危機は減少した反面，慢性のストレス状況が長期間持続する状況が多くなっています．その結果，視床下部-下垂体-副腎皮質系の活性化が長期間，持続することになり，そのために，様々に有害な事象を心身に及ぼすようになったのでしょう．近年，うつ病の発症が増加している背景にはこのような状況が関連していると思われます．

通常，グルココルチコイドはその分泌が高まると視床下部に作用して，CRH分泌に抑制をかける陰性フィードバック機構を作動させます．また脳内の海馬は視床下部-下垂体-副腎皮質系に抑制をかけています．ところがストレスが過剰にかかり，グルココルチコイ

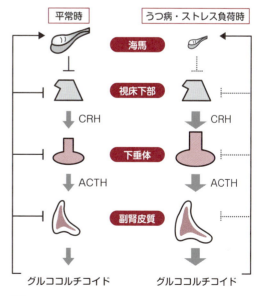

図2　海馬-視床下部-下垂体-副腎皮質系とうつ病
（神庭重信・他．抗うつ薬の薬理作用機序：最新の知見，第129回日本医学会シンポジウムより）

ド分泌が多すぎると，それが海馬を損傷してしまいます．海馬が損傷されると，海馬から視床下部-下垂体-副腎皮質系への抑制が生じなくなり，グルココルチコイド分泌が高いままとなります．その結果，海馬がさらに損傷されるという悪循環に陥ります．近年，それが，うつ病発症の背景になっているとの説が有力です．

抗うつ薬慢性投与により，海馬の中でモノアミン系（ノルアドレナリンやセロトニン）機能が増強されると，その結果として，シナプス後細胞内にBDNF（脳由来神経栄養因子）発現を引き起こします．増強したBDNFは海馬の神経新生を促進して損傷された海馬を修復し，海馬からの視床下部-下垂体-副腎皮質系の抑制を回復させ，正常化させます．そのことが，抗うつ効果と関連している可能性があります．現在では，このようなうつ病における神経栄養因子説（神経細胞新生促進説）が有力です．

実際のうつ病患者でも内分泌的検査を行うと，視床下部-下垂体-副腎皮質系機能亢進が存在するとされ，またMRIを用いた画像診断で軽度の海馬の萎縮があると報告されています．

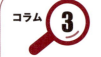

## 新型うつ病について

最近，マスメデイアを中心に，新型うつ病という言葉を耳にします．本文で述べたように，従来の考えでは，うつ病患者は病前性格としては几帳面，真面目であり，症状としては自責的となり，仕事を休むことには罪責感を覚え，仕事のみならず好きな趣味も楽しめなくなり，気力をなくして，あらゆることを行うことが億劫になるといった特徴があります．

ところが新型うつ病では，病前性格は自己愛的であり，また症状においては，自分を責めるのではなくむしろ周囲（自分がこのような状態になったのは，自分のせいではなく，上司や会社などが悪いとする）を非難するような他罰的な傾向があり，さらに仕事を休むことに罪責感はなく，仕事に行く気力はないのにもかかわらず，趣味，旅行など自分の好きなことは行えるなどとされ，従来のうつ病とはかなり異なるとされます．治療の面では新型うつ病には抗うつ薬は無効なことが多く，精神療法が必要とされます．新型うつ病は，傍目に「自分勝手，怠け，わがまま」と見えてしまう面がありますが，若い人のなかでこのような状態の人が増えていることは確かなようです．しかし新型うつ病については，様々な見方があり，このような人たちをもうつ病とすると，うつ病の範囲が広がりすぎるとして批判的に見る意見もあれば，新型うつ病の人も悩み，問題をかかえているのだから，やはり精神医療の対象として対応していく必要があるとの考えもあります．精神科医が新型うつ病について診断書を書くときは，「うつ病」ではなく，「うつ状態」と記すことになるでしょう．新型うつ病というと最近の病態というニュアンスがありますが，そのなかには昔から存在する軽症の心因反応（適応障害）のこともあれば，抑うつ神経症の場合もあるものと思われます．たとえば，精神医学者の笠原 嘉は，本業（学生なら勉強，会社員なら仕事）に対しては無気力でも，他の生活領域では何ら無気力ではない人たちがいることに昔から着目し，これを退却神経症と名付けていました．これは，ほぼ新型うつ病に相当する病態と思われます．

## どのように診断されますか

うつ病の診断は患者と面接して，うつ病に特徴的な症状を示しているかを聴取することが主になります．

下記のDSMのうつ病の診断基準がよく用いられます．この基準は以前のDSM-Ⅳと，最近発表されたDSM-5との間で変更はありません．なおDSM-ⅣとDSM-5ではうつ病を指すmajor depressive disorderの定義自体は変更されていませんが，その日本訳語が変更されています．DSM-Ⅳの日本語訳本では「大うつ病性障害」と翻訳されていますが，DSM-5の日本語訳本では，「うつ病（DSM-5）」と翻訳されています．

DSM-5によるうつ病の診断基準は表1のとおりです．

さらにDSM-5では「メランコリアの特徴を伴う（with melancholic features）」うつ病を特定するための診断基準として表2のような症状があげられています．

これは重症のうつ病のことですが，このようなうつ病症状は昔の内因性うつ病（コラム❷→56～57頁）の病像にほぼあてはまるものです．

実際の診察手順としては，やはり問診によって，上記の症状が存在するかを聞き出していくことになります．たとえば，「憂うつな気分はありますか？ それは1日中，あるいは毎日続いていますか？ 憂うつな気分が始まって，何日くらい経ちましたか？」「いろいろな物事，たとえば仕事，趣味などを行うことが楽しくなくなりましたか？ それは1日中，あるいは毎日続いていますか？ そのような状態が始まって，何日くらい経ちましたか？」などと患者に質問していきます．

また，うつ病の疑いのある患者には，「最近，死にたくなることはありませんでしたか？」と自殺念慮の有無を必ず聞くようにします．

このように，うつ病の診断では，統合失調症と同様に患者を問診することにより，うつ病に特徴的な症状が存在するかを聞き出していくことが主です．

| | |
|---|---|
| **A** | 以下の症状の中の5つ以上が2週間持続しており，その中の1つは(1)抑うつ気分，または(2)興味または喜びの喪失である． |
| | (1) ほとんど1日中，ほとんど毎日の抑うつ気分 |
| | (2) ほとんど1日中，ほとんど毎日のほとんどの活動における興味，喜びの著しい減退 |
| | (3) 体重減少あるいは体重増加，または食欲の減退または増加 |
| | (4) 不眠または睡眠過多 |
| | (5) 精神運動性の焦燥または制止 |
| | (6) 疲労感または気力の減退 |
| | (7) 無価値観や罪責感 |
| | (8) 思考力や集中力の減退，または決断困難 |
| | (9) 自殺念慮や自殺企図 |
| **B** | 苦痛，社会的，職業的機能の障害を引き起こしている． |

表1 うつ病の診断基準

（日本精神神経学会・日本語版用語監修, 髙橋三郎, 大野 裕・監訳：DSM-5 精神疾患の診断・統計マニュアル, pp160-161, 医学書院, 2014より抜粋．）

| | |
|---|---|
| **A** | 次の中の1つが存在する． |
| | ①すべての活動における喜びの喪失 |
| | ②何かよいことが起こっても，少しもよい気分になれない |
| **B** | 以下のうちの3つ以上が存在する． |
| | ①深い落胆，絶望，空虚感 |
| | ②うつ症状が朝に悪化する |
| | ③早朝覚醒 |
| | ④著しい精神運動焦燥または制止 |
| | ⑤強い食欲低下や体重減少 |
| | ⑥過度の罪責感 |

表2 メランコリアの特徴を伴ううつ病を特定するための診断基準

他方，MRI所見や内分泌的所見などの客観的な診断方法は研究段階では行われているものの，まだ実際の診断方法としては一般的ではありません．最近，光トポグラフィーで特徴的な所見が見られるとの報告は，今後，客観的診断技法として期待されるところです．しかし，この検査だけで診断をくだすことはできず，やはりまだ補助的な価値しかないと考えたほうがよいでしょう．

なお，うつ状態を生じる状況は，うつ病に限られるものではありません．様々な身体的病気が，抑うつ状態を生じさせます．たとえば，内分泌疾患（甲状腺や副腎の病気），パーキンソン病や脳卒中（特に左前頭葉の病巣）後遺症などの神経疾患，薬物の副作用（インターフェロンやステロイド剤）など様々です．うつ病と診断する前に，まずこのような身体的原因が抑うつ状態の背景に存在している可能性はないかを探っておくことが重要です．

ところで，このような身体疾患に伴ううつ状態は，うつ病自体の生物学的背景についてヒントを与えてくれている可能性があります．前述のようにパーキンソン病患者およびその近縁のレビー小体型認知症患者は，抑うつ症状を生じやすいのですが，それはこれらの患者の脳内ドーパミン機能低下が関係している可能性があります．うつ病の病態にはセロトニンないしノルアドレナリン系機能の低下が関与している可能性が大きいものの，このことからドーパミン機能低下も関係していることが示唆されるのです．

##  どんな治療が行われますか

### （1）環境調整

もしも環境要因が明確な場合は，そのようなストレスとなっている要因を取り除くことが必要です．たとえば過剰労働の場合は勤務時間の短縮を職場に働きかける必要がありますし，上司からのパワハラに悩んでいる場合は職場の配置転換を行って折り合いの悪い上司と引き離すことも行います．最近は各企業に産業医が配置されていますので，精神科医と産業医との連携で職場環境の改善に取り組むことが行われるようになっています．

 **うつ病と認知症**

　認知症は器質的脳疾患であって記憶障害などの治りにくい症状を生じるものであり，うつ病は機能性精神障害であって，抗うつ薬などの適切な治療によって回復するものですので，元来は全く異なった病態です．ところが高齢者がうつ病になると認知症とまぎらわしい状態になることがあり，本文でも述べたように，これを，うつ病性仮性（偽性）認知症（痴呆）といいます．高齢者がうつ病になったときに，診察する医師が認知症の可能性を疑って認知機能を調べる質問を行うと，うつ病の症状である思考制止があるため，簡単な質問に対しても「わかりません」などと答えてしまい，認知症と誤診されてしまうことを警告する用語になっています．

　しかし，認知症患者の一部は，認知症に伴う症状としてうつ症状を生じることがあります．たとえば，脳血管性認知症やレビー小体型認知症はうつ症状を伴いやすい傾向があります．そのような認知症に伴ううつ症状に対しても，少量の抗うつ薬を使用すると部分的に効果が得られることもあります．

### (2) 休養

さらに心理的負担の軽減をはかり十分な休養をさせることが大切です．原則として仕事は休ませます．主婦などの場合は，実家の母親などに来てもらい，家事を肩代わりしてもらいます．うつ病の人は能力以上に仕事を引き受けすぎ，何もかも自分で抱え込む傾向があります．ときには人任せにすることも必要だということ，自分の能力を超えた仕事は断る必要があること，具合の悪いときは思い切って仕事を休む必要があることを納得してもらいます．

うつ病が重症のときは，過度の激励や，気晴らしのための会合や旅行に連れ出すことはかえって負担になるので避けたほうがよいとされています．しかし，症状がある程度改善したものの，いま一歩，社会復帰に踏み出せないでいるときは，「そろそろ仕事を再開してみてはどうか」と声をかけるなどして，背中を少し押してあげることが有効なこともあります．

### (3) 薬物療法

休養のもとで，抗うつ薬を使用します．服薬を継続して，効果が発現するまで通常，10日から2週間程度かかります．

以前は三環系抗うつ薬（イミプラミン，アミトリプチリンなど）が使用されていました．しかし，三環系抗うつ薬は抗コリン性の副作用（口渇，便秘，排尿障害など）を多く生じます．

最近は，比較的に副作用の少ないSSRI (selective serotonin reuptake inhibitor, 選択的セロトニン再取り込み阻害薬)，SNRI (serotonin noradrenaline reuptake inhibitor, セロトニン・ノルアドレナリン再取込み阻害薬)，ノルアドレナリン作動性・特異的セロトニン作動性抗うつ薬(noradrenergic and specific serotonergic antidepressant, NaSSA)が使用されることが多くなっています．

### (4) 精神療法

#### ①支持的精神療法

うつ病は，必ず良くなる病気であることを保証する必要があります．うつ病の人は悲観的に物事を考えてしまうので，うつ状態は必ず回復するという事実を伝えて安心感を与える必要があります．

また，本人や周囲の人にも，うつ病は明確な脳の機能障害が原因の病気であることを理解してもらう必要があります．昔は単なる怠けや本人の気の持ちようであるといった見方でとらえる人が多く，そのことが患者や家族を一層，苦しめてきました．最近は様々な啓発活動により，うつ病が深刻な病気であり，その背景には脳の機能障害が存在していることが理解されるようになってきました．しかし，いまでも偏見が全く消えたわけではないようで，職場などで，うつ病の人を厄介視することがあるとも聞きます．これはとても残念なことです．

うつ病患者は悲観的に物事を考え，自責的になる傾向があるため，たとえば，「このような状態になった自分は家族や職場に迷惑をかけているので，離婚したい，会社を辞めたい」などと取り返しのつかない決断をしてしまうことがあります．そのような人生上の重大な決定は，うつ状態が改善するまで延期してもらう必要があります．

うつ病では自殺の可能性が高いことをいつも考えておく必要があります．うつ病の患者と話すときには，「死にたい気持ちが出てきた」などの言動には敏感なほどに注意すべきです．家族にも自殺には十分注意するように伝えるとともに，必ず治る病気であるので自殺を選択しないようにと患者と約束することも必要です．うつ病の患者は几帳面で律儀な

人が多いので，周囲の人と約束すると自殺を思いとどまってくれることがあります．また自殺の危機が切迫していると判断したら，入院，通電療法などの積極的治療を迅速に行う必要があります．

うつ病は必ず回復する病気とはいえ，おうおうにして完全回復には時間のかかることもあると患者，家族，さらには医療従事者自身も肝に銘じることが大切であって，焦らないことが肝要です．患者の苦悩をそのまま受容し，了解する努力が必要です．不満や辛さを聞かされ続けるのは医療従事者にとっても苦痛なことがあるのは確かですが，我慢強く傾聴することが大切です．

②認知療法

近年，うつ病における精神療法の主流として，認知療法の有効性が認められるようになってきました．

これは，認知の仕方の歪みが精神症状を引き起こすという観点から，認知の歪みを修正する精神療法です．うつ病の患者では，物事がうまくいかないときはすべて自分の責任であると受けとめて悲観的になります．あるいは「何事も完璧でなくてはいけない，物事はこのようにあるべきだ」などと決めつける思考が出現しがちです．このように，ある状況で自動的にわきおこってくる思考を自動思考といいます．この自動思考を明らかにして，その誤りを修正し，より合理的な思考に置き換えていくことを訓練していくものです．自分の考えを現実にそって具体的に検討していく作業を繰り返していけば，自分特有の考え方やものの見方のパターンに気付けるようになるのです．そして問題を客観的に把握し，現実的で理論的な考えができるようになります．また何かを行動するときは，その前にあらかじめ心のなかでリハーサル（予習）をしておくようにすることで，スムーズに行動することが可能になります．

## コラム5　電気ショック療法，通電療法

　通電療法とは電流を前頭部に数秒間通電させ，てんかんの大発作を生じさせるものです．他の身体的治療法に比較して簡便であり，しかも治療効果もかなりあったので，昔はさかんに施行されていました．しかし，その処置自体が見た目に残酷な感じが強いことや，一部の悪質な精神科病院で患者に対し懲罰的に行われるなどの問題点が指摘され，大きな批判をあびました．そのため一時，この治療法はすたれたのですが，現在は再びその有効性が見直されています．その理由として，現在では，手術室で麻酔科医の協力を得て，全身麻酔施行，筋弛緩薬使用のもと，けいれんを生じないように工夫した安全性の高い，修正型通電療法が行われるようになったことがあります．

　その最大の適応はうつ病です．自殺の危険が強い重症の人，薬物が全く奏効しない人に施行すると多くの場合，著効を示します．また緊張型の統合失調症にも積極的に行うことが勧められています．

　修正型通電療法には，絶対的禁忌はありません．重い身体疾患や高リスク妊娠であっても，患者の精神症状が重篤で，通電療法が最も安全な治療法であると判断されるときには，行ってもよいとされています．しかし，なぜこの治療法が精神障害に有効なのかそのメカニズムはほとんど解明されていません．

## (5) 通電療法

薬物療法が有効でない場合，昏迷状態の場合，自殺の恐れの極めて大きい場合などに，行います．うつ病には極めて有効性があります．

## (6) リハビリテーション

最近は，うつ病の会社員などが職場復帰をする前に，リハビリテーションとしてリワーク（復職支援）プログラムに参加してもらうことが行われるようになってきました．うつ病症状が軽快した後，直接すぐに職場復帰すると再発が多いことから，職場復帰の前に一定のリハビリテーションを行うものです．うつ病についての知識を学ぶ心理教育，認知行動療法などに加えて，読書，軽いスポーツ，パソコンでの簡単な仕事，疑似職場での課題への取り組みに参加してもらいます．リワークプログラムに参加した患者は再発が抑えられる成果が出ています．

## 予後はどうですか

うつ病相は治療なしでは6カ月から2年程度，持続しますが，やがて症状は自然消退し，病前の状態に回復します．薬物療法などで積極的に治療しても回復するまで約3カ月かかります．しかし，治療にもかかわらず，うつ状態が遷延している患者もかなり多く存在します．また，うつ病は生涯で1回のエピソードで終わる人がいる反面，多くは再発を繰り返します．

うつ病の13〜37％には自殺企図を生じます．過去に自殺企図の既往があると，自殺の危険性は極めて高くなることが知られています．

## コラム6　認知行動療法

うつ病をはじめ，様々な精神障害におちいる要因の一つに，その患者がもつ認知の歪みがあると考えられています．認知行動療法は手順をふんで精神症状を生じる状況を分析し，不適切な考えに自ら気づき，修正をはかろうとする治療法です．心の整理法ともいえます．

具体的には，日々の生活のなかで何か嫌な気持ちになったときに，ノートに嫌な気持ちが起こったときの状況，そのときに自動的に生じた考え，そのときにとった行動，そのときの気分を書き込みます．気分の欄には，「悲しい」「ゆううつ」などの言葉を書き込むと同時に，その感情の程度を最悪な場合を100％とする数字で記入します．

このように書き出すことで自分の気持ちを整理できます．次いで，自動思考に対して，ほかのもっと合理的な考えがないかを探してみます．少しでも楽な考えを思いついたら，それに基づいて行動や気分も楽な方向に変わっていきます．その結果，気分が最悪な状況から脱したら，そのことも数字で記入します．

このようなことを繰り返していると，不合理な自動思考に早く気付けるようになり，また合理的思考に到達しやすくなります．

軽症のうつ病に対しては薬物療法よりも，まず認知行動療法を行うべきとの意見もあります．

うつ病

# 春美さんの その後

　うつ病と診断された春美さんは，診断書を書いてもらい，しばらく職場を休むとともに，抗うつ薬と睡眠薬を処方されました．主治医からは自殺の恐れもあるので，しばらく実家に戻り，家族の目の行き届くところで療養するようにとのアドバイスをもらいました．服薬後，良眠はできるようになり，そのことだけでも苦痛がいくらか和らぎました．やがて，抑うつ気分は徐々に軽快し，それとともに食欲も回復してきました．このようにして，しばらく休むうちに徐々に気力を取り戻しました．病院で，うつ病患者のリワークプログラムにも参加し，同じようなうつ病回復期の人たちと認知行動療法的治療を受けながら職場復帰を目指すことになりました．同じような病状の人たちとの交流を通じて，春美さんも，うつで悩む人は自分以外にも多いことを知り，また，様々な相談にのってもらうことで，気持ちも前向きになってきました．

　1年ほど経過後，再び，教職に復帰しました．職場での理解もあり，部活の指導などの役割は軽減してもらい，授業時間もいくらか減らしてもらうなどの配慮をしてもらいました．定期的に外来通院，服薬を続けました．経過が良いので，徐々に抗うつ薬の服薬量を減らしていき，ついには主治医と相談のうえ，通院も止めることにしました．このようにして最初のうつ病エピソードからは完全に回復しました．しかし，再度具合が悪くなったら，そのときはすぐに受診するとの約束をしました．以後，2年ほど元気に勤務を続けました．

　ところが，新年度から新しい校長が赴任してきました．新校長は，やや権威的なところがあり，そのような態度に春美さんはなじめずにいました．さらに新校長は，春美さんにも職場での勤務に全面的に復帰してもらう方針を打ち出してきました．春美さんも自分の精神状態が安定しているように思えたので，部活動の指導や授業時間の増加にも応じることとしました．しかし，半年ほどで再び気持ちが落ち込み始め，仕事にも集中できない感じをもつようになりました．さらに校長と廊下や会議で顔をあわせても，自分を批判的な目で見ているような感じ

も起こり始めました.

　春美さんは，またうつ病が再発したのではないかと不安になり，以前の主治医の外来を受診し，抗うつ薬を再開するとともに，職務の負担を軽くするようにとの診断書も出してもらいました．幸い今回は，うつ状態はそれほど重症化することなく軽快に向かい，なんとか勤務も継続できています．以後，外来には規則的に通院し，少量の抗うつ薬を服用し続けています．

# 08 双極性障害

■気分(感情)障害■

　山川道子さん(仮名)は30歳の女性です．大学で美術を専攻後，結婚して1子があります．

　子どものころから活発で，人付き合いのよい性格でした．趣味も多く，毎日ピアノ演奏を楽しんだり，絵を描いては展覧会に毎年，出品しています．友人とのダンスサークルや合唱サークルにも積極的に参加し交流を楽しんでいます．家事の面でも手抜かりはなく，多忙な中でも子育てをしっかりと行い，家族からも信頼される存在です．

　しかし，25歳頃，特に理由もなく，うつ的になり，気力がなくなり，食欲が落ち，自覚的にもかなりつらい状況になったことがありました．原因がわからず，本人も家族もどのようにしたらよいのかわかりませんでしたが，2,3週間程度で自然に回復したので，病院受診を行うことはしませんでした．

　ところが，30歳になった頃，調子が高くなる最初のエピソードを生じました．口数が多くなり，夜，眠らなくなりました．出歩くことがこれまでよりも多くなり，また買い物が多くなってきました．あまり必要でもない高価な物を気前よく買い込みます．家族が注意しますが，聞く耳

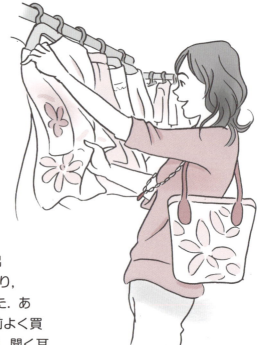

をもちません．妙に上機嫌で，家には財産がたくさんあるので，たくさんの家具を買い揃えるなどと言い出し，話の内容が大きくなってきました．また気前がよくなり，友人や近所の人たちにいろいろなプレゼントを持っていくようになりました．

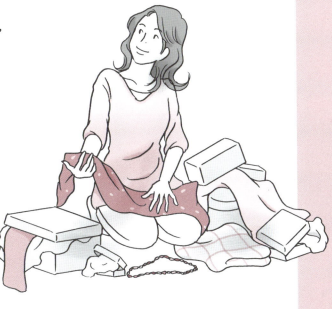

　さらに家事もまとまらなくなり，様々なことをやりかけては，すぐに別のことに気をとられて手をつけるので，家中が乱雑になってきました．衣類，食器，雑誌などが放りっぱなしとなり足の踏み場もないほどです．
　そのうちに怒りっぽくなり，心配して注意するご主人や子どもたちに「今まで自分はやりたいこともせず，我慢してきた．これからは自分の思い通りにさせてもらう」と大声で怒鳴りちらすようになりました．
　家族は心配して，精神科を受診させようと考えましたが，「自分を異常者あつかいするのか」と本人の怒りに火を注ぐ結果となりました．
　最後には，遠くに居住していた本人の兄弟たちの応援も得て，家族全員で本人を取り押さえるようなかたちで，精神科受診となりました．

# 双極性障害とは？

 **どんな人がなりやすいですか**

双極性障害の発病頻度は100人に1人弱（0.7％）とされ，統合失調症とほぼ同程度です．男女差はありません．20歳から30歳頃に多く発症しますが，中高年で発症する人もいます．

 **どんな病態ですか**

### (1)臨床症状

主に気分に異常をきたす精神疾患です．普通，人間は嬉しいことがあれば気持ちが高揚し，嫌なことや悲しいことがあれば気持ちが沈み込みます．それらは正常範囲内の気分の揺れ動きです．しかし，正常範囲を越えて，気分が落ち込みすぎたり，高揚しすぎたりすることを繰り返す精神疾患があり，それを気分障害といいます．感情や気分が高揚し過ぎる状態を躁状態といい，反対に抑制される状態をうつ状態といいます．躁状態もうつ状態も原則として完全に寛解し，病相の間の中間期は正常な状態になります．この点で，徐々に人格変化が進行することが多い統合失調症とは異なります．

気分障害には2つのタイプがあり（図1），躁とうつを繰り返すものを双極型（双極性障害）といい，うつだけを繰り返すものを単極型うつ病と呼びます．

ICD-10とDSM-IVでは双極型と単極型の2つを気分障害として大きくまとめていました．しかし，DSM-5ではこの両者は異なった精神疾患である可能性が強まったとして，「双極性障害」と「（単極型のうつ病を含む）抑うつ症候群」とは，それぞれ独立した異なったカテゴリーに分割されました．

昔から，躁うつ病といわれた精神疾患は双極性障害にあたるものです．従来の考えでは，統合失調症と並んで内因性精神障害に分類されます．

躁状態の症状は次のようなものがあります．
感情面では気分がほがらかになり，爽快になります．しかし，重症化すると易怒的になることがあります．ときには興奮が強くなって怒鳴りちらしたり，暴力行為におよんだりすることさえあります．

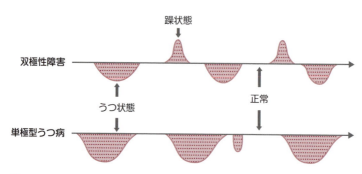

**図1** 気分障害の型

思考の進み方が早くなり，多弁となります．話の筋が脱線しやすく，まとまりを欠くようになりますが，これを観念奔逸といいます．

また誇大的，楽天的な思考内容となります．重症では，誇大妄想まで生じることがあります．例えば，「自分は天才だ」「自分は大金持ちだ」などの言動がみられます．

意欲，活動性が亢進し，多動となり，人を訪問したり，おせっかいをやいたりします．注意がそれやすくなり，行動にまとまりを欠くようになり，いろいろなことに手をつけるのですが，すぐに注意がそれて，別のことに気をとられるようになります．これを行為心迫といいます．また必要でもない物を買い込む浪費が生じることが多くみられます．

睡眠時間は短縮しますが，本人はそのことを苦にしてはいません．この点で不眠を苦にする，うつ病とは異なります．また性的関心は高まることが多く，性的逸脱行動を生じやすくなります．活動的であり，しかも身体的に疲れを感じません．食欲も亢進することが多いのですが，いろいろな活動のために多くのエネルギーを消費するので，そのため身体的にはむしろ痩せることがあります．

病識（自分が精神障害であるとの自覚）は一般に欠如しています．つまり患者自身は自分が調子がよいと考えており，その症状を困っているとは感じていません．そのため，精神科治療を拒むことがあるので，非自発的（強制）入院が必要になることがあります．この点では，統合失調症と同じです．

うつ状態の症状は，単極型のうつ病の症状と区別できません．うつ状態の症状については，本書のうつ病の項(➡54頁)を参照してください．

双極性障害は多くは青年期に発症します．単極型のうつ病より，発症年齢が早い傾向があります．多くは，うつ病相から始まり，やがてうつ病相と躁病相を繰り返すようになります．前述のように単極型のうつ病と双極性障害のうつ病とは区別できません．したがって，初めは単極型のうつ病であるとの診断を受けていた患者が，後になって躁状態を生じるようになり，双極性障害と病名が変更されることがよくあります．単極型のうつ病の治療は抗うつ薬投与が必要ですが，双極性障害のうつ状態には抗うつ薬があまり有効ではないことがあり，また抗うつ薬を単独で使用すると躁状態を引き起こすので注意すべきとされています．

双極性障害は躁状態の場合でも，うつ状態の場合でも，ストレスなどの誘因がなくても自然に病相を生じる傾向があります．

### コラム 1　双極性障害を患った有名人

ドイツの作家ゲーテは双極性障害であったとされ，うつ状態では作品が書けず，時々生じる躁状態のときに多くの作品を書いたといわれています．日本では作家で精神科医でもあった北杜夫が双極性障害でした．双極性障害を患った人たちのなかには，かなりの業績をあげる人がいます．極度の躁状態ではまとまりを欠き問題ばかりおこしてしまいますが，軽躁状態のときには活動性が高く，知的活動も活発となるので，よい仕事ができるのでしょう．

### (2) 原因

双極性障害は，単極型のうつ病よりも，遺伝的背景が大きく，その遺伝率は80%とされています．双極性障害の単一主要遺伝子は発見されていませんが，この障害と関連している可能性のある感受性遺伝子が報告されています．したがって，一つでは発症を引き起こす力はない多数の遺伝子異常が重なり合って病気を発症させやすくするように作用している多因子遺伝と推定されています．この点については統合失調症と同じです．さらに，双極性障害と統合失調症発症に関与する遺伝子には共通のものが多いと報告されています．

前述のように，発症にはストレスなどの心理環境要因よりも，素質的，生物学的要因が大きな役割を演じていると考えられます．すなわち特に誘因がなくても自然に発症してしまう傾向があるのです．この点で，ストレスが大きな原因と考えられる単極型のうつ病とは異なります．

脳内のモノアミン（ノルアドレナリン，セロトニン，ドーパミン）などの神経伝達物質異常があると推測されますが，まだどのように病状に関連しているのか明確にはわかっていません．モノアミンのなかでもドーパミンの関与が大きいとの説があります．躁状態では脳内ドーパミン機能が亢進し，うつ状態ではドーパミン機能が低下しているとの説です．これは躁状態の治療には，元来は統合失調症治療薬である抗精神病薬（ドーパミン受容体遮断作用があり，ドーパミン機能を低下させる）が有効であることなどから唱えられた説です．

ところが，ドーパミンについては，かなり昔から，統合失調症の病態にもドーパミンが関与しているとの説が有力です．その点につ

---

#### コラム 2　単一精神病論

いまから100年前，ドイツのクレペリンが，内因性精神障害を早発性痴呆と躁うつ病の二つに大別したことは統合失調症の項（→32頁）で説明しました．早発性痴呆はいまの統合失調症に，躁うつ病は双極性障害に相当します．

その後の多くの精神医学者は，クレペリンの提唱した内因性精神障害の二大別の考えをほぼ踏襲して今日に至っています．これは今日の国際分類（DSMやICD）にも引き継がれています．クレペリンの偉大さは精神医学に関連する仕事を行っている誰もが認めるところです．

ところが，少数意見として，統合失調症も双極性障害も本来，同一の精神疾患であるとする説が昔からいまに至るまで存在し続けています．これを単一精神病論といいます．わが国ではかつて東京女子医科大学の千谷七郎教授がこの説を堅持していました．

実際の臨床においても，少数ではあるものの，単一精神病論を考えたくなる症例を見ることがあります．

たとえば，双極性障害の患者が，時々統合失調症に似た被害妄想を生じることがあります．また当初は統合失調症と診断されていた患者が，後になって躁やうつと区別できない状態を生じることもあります．

その他に，様々な器質性精神障害がその経過中に，双極性障害と統合失調症の両方に類似の症状を生じることがあります．

昔，進行麻痺という梅毒が原因の器質性精神障害が大流行していたことがありました．梅毒にはペニシリンなどの抗生物質が有効なので，いまでは進行麻痺は激減していますが，昔は統合失調症と並んで精神疾患の代表であった時代がありました．これは器質性の脳疾患なので末期には強い認知症状態に陥るものでしたが，その途中で，躁状態を生じたり，統合失調症のような幻覚妄想状態を生じたりすることがあったと言われています．その他に，てんか

いては本書でも，統合失調症の項(➡35〜36頁)で述べました．それではドーパミン系の異常が双極性障害と統合失調症という二つの精神疾患の病態にどのように関与してくるのでしょうか．両方の疾患に共通したドーパミン系の異常があるのか，それとも関与の仕方が異なっているのか，その点はまだ明確ではなく今後の重要な研究課題です．

双極性障害への特有な治療薬である気分安定薬（リチウムなど）の作用は神経細胞内の情報処理に関与しているとの研究報告があるので，神経細胞内部での情報系に異常がある可能性も指摘されています．

い出されてはいません．したがっていまでも患者の言動から診断を行うしかありません．周囲の人たちからの情報収集も必要です．

DSM-5による躁病エピソードの診断基準は表のとおりです．

またDSM分類では明らかな躁病エピソードを生じる双極性障害を双極Ⅰ型障害とし，軽い躁状態を生じる場合を双極Ⅱ型障害として区別しています．これは軽躁状態の人を見逃して単極型うつ病と誤診しないようにとの配慮からです．

うつ病エピソードの診断基準は，うつ病の項(➡61頁)を参照してください．

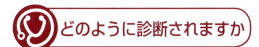

客観的な生物学的マーカーは多くの研究にもかかわらず，現在でもまだ有効なものは見

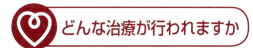

### (1)薬物療法

薬物療法が主な治療です．主に気分安定薬

---

ん，全身性エリテマトーデス(SLE)，ペラグラ（ナイアシンというビタミン欠乏により，皮膚症状，消化器症状とともに，精神症状を出しやすいという）といった病気では，意識障害から始まって，場合によっては双極性障害や統合失調症のような多彩な精神症状を生じることがあります．このような事実からも，双極性障害と統合失調症とは完全に異なった疾患ないし病態とは考えられないとの意見が昔からあり，単一精神病論の一つの論拠とされていたことがありました．

この単一精神病論が今日，また注目されつつあるようです．1つは最近の遺伝子研究であり，統合失調症と双極性障害に共通の病的遺伝子がかなり存在するとの報告があります．

また薬物療法の面からは，統合失調症と躁病には，抗精神病薬がともに有効性があります．

特に最近，使用されるようになった非定型抗精神病薬（オランザピン，アリピプラゾールなど）は，元来は錐体外路性副作用の少ない統合失調症の薬として開発されたのですが，最近は双極性障害の躁病相とうつ病相の両方に使用されるようになっています．すなわち，これら非定型抗精神病薬が統合失調症と双極性障害の両方に有効性があることも，両疾患に共通の生化学的異常の存在を示唆しています．本文で述べたように，脳内ドーパミン系異常が統合失調症と双極性障害の両方の病態に関与しているとの説も単一精神病論の根拠になる考えです．

しかし，元来の気分安定薬（リチウム，バルプロ酸，カルバマゼピン，ラモトリギン）は抗精神病薬と併用しない場合には双極性障害には有効であっても，統合失調症には有効性がありません．このあたりは単一精神病とは合致しない臨床薬理的所見です．

単一精神病論は精神医学のなかでは依然として少数派ですが，双極性障害と統合失調症という2大内因性精神疾患の病因や病態を考えるうえで，今後も極めて重大な研究課題といえます．

を使用します．わが国では現在，炭酸リチウム，カルバマゼピン，バルプロ酸，ラモトリギンが使用されています．リチウムは毒性があるので，定期的に血中濃度を測定しながら使用する必要があります．またリチウムは心臓疾患，腎臓疾患など重い身体疾患の人や妊婦には使用できません．なお，リチウムを除く，カルバマゼピン，バルプロ酸，ラモトリギンはいずれも，てんかんの治療薬でもあります．

躁状態には，気分安定薬とともに抗精神病薬を併用することにより早く鎮静させることが行われます．

双極性障害のうつ状態では，抗うつ薬のみを使用すると躁状態を引き起こすことが多いので，まず原則として気分安定薬で治療します．しかし，うつ状態がなかなか回復しないときや，重い場合には，気分安定薬と抗うつ薬との併用を行います．しかし，その際に併用する抗うつ薬はカテコールアミン（ノルアドレナリン）を増やすような三環系抗うつ薬を用いると，躁転を起こしやすいので，その使用は避けたほうがよいとされ，SSRI（selective serotonin reuptake inhibitor，選択的セロトニン再取り込み阻害薬）のようなセロトニン機能だけを増強する抗うつ薬を併用します．

双極性障害は再発が多いので，症状が安定しても次の病相再発予防のためには気分安定薬を継続して服用する必要があります．気分安定薬には，双極性障害の病相再発予防効果もあるのです．

最近，元来は統合失調症治療薬である非定型抗精神病薬のオランザピンとアリピプラゾールが双極性障害の躁とうつの両方のエピソードに有効であるとして使用されるようになりました．

なお軽度の躁状態では外来治療も可能ですが，重症の場合は入院治療が必要となります．

### (2)精神療法

双極性障害での精神療法は，患者と家族にこの病気の特徴をよく知ってもらい，服薬が病気の再発予防に重要であることを教育して

---

**A** 気分が異常かつ持続的に高揚し，開放的，易怒的になり，活動的になり，このような状態が1週間連続して，しかも1日の大半，持続する．

**B** 上記の期間中，以下の症状のうち，3つ以上が存在．（気分が易怒的のみの場合は4つ以上）

　(1)自尊心の肥大．
　(2)睡眠の減少．
　(3)多弁．
　(4)観念奔逸．
　(5)注意散漫．
　(6)目標をもった活動の増加．
　(7)困った結果につながる可能性の高い活動への熱中（買いあさり，性的無分別など）．

**表 躁病エピソードの診断基準**
（日本精神神経学会・日本語版用語監修，髙橋三郎，大野　裕・監訳：DSM-5 精神疾患の診断・統計マニュアル．pp124，医学書院，2014より抜粋．）

いく心理教育が重要です．特に躁とうつの初期症状に気をつけるように注意を促しておき，そのような兆候が少しでも出現したら早めに受診して医師に対策をとってもらうようにすることが必要です．

## 予後はどうですか

躁病相の持続は1〜2カ月から数カ月です．

既に述べたように，双極性障害は発病当初のエピソードはうつ病であることが多く，その時点では単極型のうつ病と区別はできませんが，うつ病相を繰り返すうちに，やがて躁病エピソードが出現してきます．

両病相とも原則として完全寛解し，病相でないときは精神的欠陥を残さないという特徴があります．

しかし，双極性障害のかなり多くの患者は，慢性化ないし社会機能の障害を示します．したがって，各病相は寛解するとはいうものの，その長期予後については必ずしも楽観視できません．躁やうつを繰り返していると世間での評判を低下させますし，また家族の負担も大きくなってきます．そのため，失職や離婚などに追い込まれることが多くなります．また双極性障害の死亡率は一般人口の2〜5倍も高率であり，その死亡原因の第1位は自殺です．うつ状態になると，躁状態であったときに自分がしでかした様々な脱線行為について嫌悪感を感じることがあり，それが結果として自殺企図につながることがあります．

## 循環気質

　昔のドイツの精神科医のクレッチマー（Kretchmer, E）という学者は双極性障害の病前性格として，循環気質という性格をあげました．これは社交的，陽気，人に親切といった性格のことで，本文中の道子さんのような性格のことです．統合失調症についてもクレッチマーは，その病前性格として分裂気質（統合失調気質）をあげました．その特徴は，内向的，非社交的でよそよそしく，周囲にとけこめず，社会的孤立と引きこもりに陥りがちで，感情表出が乏しいというものです．

　この循環気質という性格と双極性障害という疾患，あるいは分裂気質という性格と統合失調症という疾患とはそれぞれはっきりと区別されるものなのか，あるいは両者の間は連続して移行するような性質のものなのかは，重要な問題です．このことについては，昔のクレッチマーの頃から現在に至るまで議論が続いています．クレッチマー本人は連続して移行するものと考えていました．

　そのことと関連して最近のDSM-5では，従来のカテゴリー分類に加えてディメンジョン分類という考えが取り入れられています．カテゴリー分類とはたとえば，統合失調症と双極性障害あるいはパーソナリティ障害はそれぞれ異なった疾患カテゴリーに属するもので，それらは明確に区別できるとする考えです．これに対しディメンジョン分類というのは，DSM-5ではたとえば「統合失調症スペクトラム障害および他の精神病性障害群」という大項目が設けられ，そのなかに，統合失調症，妄想性障害，統合失調型（パーソナリティ）障害などが含まれています．スペクトラムとはこれらは相互に重なりあい移行しあうものであって明確に区別しうるものではないとの考えであり，これがディメンジョン的考えです．このように精神医学では過去の思想が現在にもよみがえることがあります．

## 道子さんの その後

　入院することとなった道子さんには向精神薬が投与されました．抗精神病薬と気分安定薬が中心です．入院当所は周囲に怒鳴りちらすなどの興奮状態でしたが，数日たつと落ち着き始めました．睡眠も改善し，怒りもおさまり，口数も少なくなりました．そして3週間ほどで寛解状態となり退院できることになりました．

　以後，外来通院を継続しています．年に1，2回程度，やや調子が高くなる状態になるときと，逆にやや気分が落ち込む状態を生じます．道子さんが軽躁状態になったあるときに，「近所の特定の主婦が私の悪口を言って，自分に意地悪をしている」と言い出し，統合失調症の症状に似た被害妄想を生じたことがありました．そのときは気分安定薬に加えて，抗精神病薬を少量追加して服用してもらったところ，躁状態も被害妄想もおさまりました．その後も，躁状態やうつ状態を生じるたびに細かく薬物を調整することで，道子さんは何とか入院に至ることなく外来治療のみで一応，普通の生活を継続していくことができています．病相が寛解しているときは，主婦の仕事をそつなくこなすとともに，様々な芸術活動にもうちこみ，多くの友人たちと趣味の活動も活発に続けており，平均的な人よりも活動的な日常生活をおくっています．

MEMO

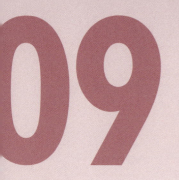

■ 神経症性障害，ストレス関連障害および身体表現性障害 ■

# 09 パニック症

　木村三郎さん（仮名）は40歳で，某会社勤務の会社員です．家族は妻に加えて，子供が2人います．これまでは心身ともに特に問題なく過ごしてきました．

　あるとき，会社の会議で重要なプレゼンテーションを行うことになりました．従来もそのような機会はありましたが，いつも十分に余裕をもって準備していたので，若干緊張はしたものの，おおむね滞りなく発表を行っていました．ところがそのプレゼンの前に，折悪しく離れて暮らしている母親が急病で倒れ，そのため実家に何回も戻らざるをえず，十分な準備ができないまま会議のときを迎えることになってしまいました．プレゼン発表の当日，出勤する電車内で資料を調べているうちに，プレゼンの内容がいろいろと不十分であることが気になり始めました．初夏のやや暑い日でもあったので，発汗や息苦しさが起こり始めました．息苦しさがつのるうち，このままだと窒息死するのではないかとの強い不安感がおそってきました．木村さんは電車を降りたいと思いましたが，重要な会社での仕事があると思い直し，そのような状態に耐え続けました．最寄りの駅で電車を降り，短時間休息すると症状が落ち着いたので，そのまま会社に出勤し，会議に備えました．ところが会議の場で，再び電車内で感じたような不安発作が出現しました．木村さんはそれにも耐え続け，いつもよりは不出来ながらなんとかプレゼンを終えることができました．

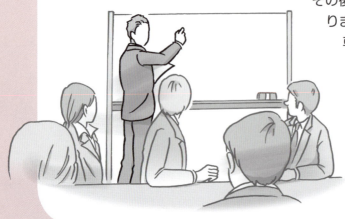

その後，しばらくの間は問題はありませんでしたが，やがて，電車内や会議室で「この前，ここは強い不安感が起こった場所だ，今回は大丈夫だろうか」と嫌な気持ちを抱くようになりました．そのような気持ち

を抱くとやはり不安感が強まり，そのあげく現実にも強い不安発作を何回も起こすようになってしまいました．不安発作の程度はとても強く，このままだと死んでしまうのではないかとの恐ろしさを伴っています．そのときには，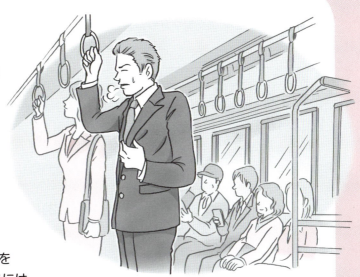
発汗，呼吸困難感，激しい動悸を伴います．持続時間はそれほど長くはなく10分程度ですが，次にいつまた激しい不安発作が起こるかもしれないとの恐れが，絶えず頭から離れなくなりました．

　電車に乗るたびに発作がおこるので，木村さんはついに電車に乗ることができなくなり，そのため通勤，買い物など日常生活に不便を生じるようになりました．木村さんはついに電車通勤をあきらめて，かなり時間はかかるもののマイカー通勤に切り替えました．マイカー運転が可能であったのは，具合が悪くなったら，いつでも車から降りて休息できるという安心感があるからとのことでした．多数の他の乗客が乗っている通勤電車内では，閉塞感があり，それが不安発作を誘発する方向に作用するようです．また飛行機は具合が悪くなっても脱出することが不可能なことから，飛行機に乗ることにも恐怖心をもつようになり，旅行で飛行機に乗ることができなくなりました．

　会社での会議は依然として苦痛ですが，会議を欠席することはできませんので何とか我慢して出席を続けるしかありませんでした．

　このような状況のもとで，木村さんは自ら精神科的に問題があると考え，一人で精神科を受診しました．

# パニック症とは？

 **どんな人がなりやすいですか**

わが国でのパニック症の生涯有病率は0.8%です．

 **どんな病態ですか**

## (1) 臨床症状

特に理由がないのに，激しい不安発作が突発的に始まり，数分のうちに最強となるのですが，持続時間は長くても10分程度です．不安発作の程度は極めて激しく，このままでは死んでしまうのではないかと感じるほどです．

また動悸，頻脈，息苦しさ，胸内苦悶感，過呼吸，めまい感，手足のふるえやしびれ，吐き気や腹部不快感などの自律神経症状を多く伴います．このように，パニック発作は過呼吸を伴うことが多く，過呼吸症候群と呼ばれる病態と似ています．

パニック発作が何回も起こるようになると，患者はいつまた強いパニックに襲われるかという予感におびえるようになるのですが，これを予期不安といいます．

また，いざというときに逃げ出すのが難しく，助けを求められないような場所で不安を生じる状態を広場恐怖症といいます．広場とは，ギリシャ語のアゴラという言葉に由来するのですが，元来は雑踏の多い市場などを意味しています．すなわち，広場恐怖症とは，人混みのなか，自動車・電車・飛行機での旅行，エレベーターに乗るなど，たやすく脱出できないような閉じ込められた状況を恐れることを示しています．広場恐怖症はパニック症と併存することが多くみられます．つまり，このような閉じ込められた場所で，強いパニック発作（不安発作）を生じることが多くなります．そのために，そのような場所に行くことを回避するようになります．

このような状態が重症化すると，通勤電車に乗れず通勤できなくなる，混みあったデパートやスーパーに買い物に行けなくなる，何事も手につかなくなるなど，日常生活に困難さを生じるようになります．二次的にうつ状態になる人も多く存在します．

## (2) 原因

昔は，不安神経症との病名がつけられており，心因性の疾患と考えられていました．しかし，近年，パニック症にはある程度の遺伝性があること，また乳酸ナトリウムの静脈注射や二酸化炭素の吸引といった生物学的処置によってパニック発作を誘発できること，さらに，ある種の抗うつ薬が有効であることなどから，何らかの生物学的背景をもった疾患であるとの説が有力になっています．

二酸化炭素吸引や乳酸ナトリウム投与がパニックを引き起こすメカニズムは次のように説明されています．

乳酸ナトリウムは体内で水と二酸化炭素に分解され，結果として，二酸化炭素吸引と同じように，血中の二酸化炭素濃度が増加します．増加した二酸化炭素は，呼吸中枢を刺激して，呼吸数を増加させる方向に作用します．その過呼吸が次のように不安を増強すると考えられます．

一般に不安発作自体も過呼吸を伴います．過呼吸は体内の二酸化炭素を呼気の中に放出するように作用します．すると体液の酸－塩

基平衡がアルカリ性に傾きます．その結果，手足のしびれや硬直，めまいなどの症状を出現させ，さらに，そのような状態が一層不安を増す方向に作用し，ひいては激しい不安発作を生じさせると考えられます．

パニック症の薬物療法として，以前はベンゾジアゼピン系抗不安薬が多用されました．ベンゾジアゼピン系抗不安薬は優れた抗不安効果をもっていますが，最近は依存を起こすことが問題視されるようになり，以前よりは使用が控えられるようになっています．最近はそれに代わって，SSRI（selective serotonin reuptake inhibitor，選択的セロトニン再取り込み阻害薬）という抗うつ薬が抗パニック効果を示すとされ，多く使用されるようになってきました．SSRIは脳内セロトニン機能を増加させる薬物で抗うつ効果とともに，抗不安効果，抗強迫症効果などを示します．このようなことから，脳内セロトニン機能低下が不安症状と関連する可能性が指摘されています．

解剖学的部位としては，大脳の奥深くにある辺縁系に属する扁桃体の機能異常が存在すると考えられています．

## どのように診断されますか

DSM-5によるパニック症/パニック障害の診断基準は表のとおりです．

パニック症は前述のように生物学的異常が背景に存在すると考えられるようになってきましたが，現在でも何らかの生物学的バイオマーカーが診断に使用されるまでには至ってはいません．

### コラム 1　扁桃体

大脳の奥深くにある辺縁系に存在する脳の部位の名前です．扁桃体は「うれしい，悲しい，恐い」などの感情を生み出す作用があります．近年，不安という心理現象はこの部位の過剰活動によるものとの見方が有力になっています．図に扁桃体の位置を示します．なお，図中の海馬は記憶形成に関与します（アルツハイマー病の項➡5頁を参照）．

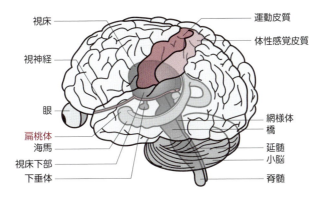

図　人の脳（左側から見たもの）

パニック症

| | |
|---|---|
| **A** | 予期しえないパニック発作が繰り返し起こる.<br><br>パニック発作とは突然,激しい恐怖感が数分以内に生じることであり,次のような症状を伴っている.動悸,発汗,身震い,息苦しさなど. |
| **B** | 以下の1つまたは2つが1カ月以上,続いている.<br>(1) 次のパニック発作が,また起こることへの心配.<br>(2) パニック発作を避けるような行動(不慣れな状況を回避するなど). |

表 パニック症/パニック障害の診断基準
（日本精神神経学会・日本語版用語監修,髙橋三郎,大野　裕・監訳：DSM-5精神疾患の診断・統計マニュアル.pp206-207,医学書院,2014より抜粋.）

 どんな治療が行われますか

薬物療法と認知行動療法が行われます.薬物としては,ベンゾジアゼピン系抗不安薬,SSRIが使用されます.

 予後はどうですか

慢性の経過をたどることが多いのですが,約半数は治療により症状は軽減します.

## 木村さんの その後

　木村さんはパニック症との診断を受けました．木村さんに対し，主治医はSSRIの処方とともに，認知行動療法を行いました．医師は混雑した電車が苦手という木村さんとともに，次のような不安階層表を作り，苦手な場面を徐々に克服させようとしたのです．

　①駅に行って電車を見る．
　②日中の空いた時間帯に家族に付き添ってもらい，各駅停車の電車に短時間乗る．
　③日中，付添いをつけて，急行電車に長時間乗る．
　④通勤時間帯に付添いをつけて，急行電車に長時間乗る．
　⑤通勤時間帯に単独で，急行電車に長時間乗る．

　上記の階層表にしたがって，付き添いをつけて空いた各駅停車の電車に乗ることを繰り返してもらい，パニックが生じないという勝ち癖をつけてから，徐々に混んだ電車，駅間の距離の長い電車に乗れるように訓練していき，最終的に単独で通勤電車に乗れるようにするという治療法です．
　しかし，木村さんは空いた時間帯の各駅停車の電車にはどうにか乗れるのですが，少しでも混雑した電車や，急行電車に乗ることができませんでした．今一歩を踏み出せなかったのです．
　ところが，あるとき，木村さんは会社の仕事で遠距離の出張に出ることになり，これまで苦手として避けてきた飛行機にどうしても乗らざるをえなくなってしまいました．木村さんは当然のことながら，飛行機に乗ることが心配で仕方がありません．自分の代わりに他の人が出席できないかなどとその場をしのぐ手段を探ってみましたが，木村さん以外に行ける人がいないことが明らかとなったため，やむをえず飛行機に乗って出張に出ることを決断しました．

09 パニック症

パニック症

　搭乗時には従来から服用しているSSRIに加えて，ベンゾジアゼピン系の抗不安薬の頓服を行うことを主治医から許可されました．
　このようにして飛行機を利用した木村さんですが，薬の手助けもあり，往復の飛行機に乗ってもどうにか大きなパニックを起こさず乗り切ることができました．
　すると，それをきっかけにして木村さんは自信がつくようになったのです．会社での会議でもあまり不安を感じなくなり，また電車の利用もなんとか可能になったのです．いまでは，さらに家族旅行で海外へも飛行機に乗って行けるようになりました．
　会社の用件でやむをえず飛行機に乗らざるをえなくなったことが，期せずして行動療法的効果をもたらしたのです．

# MEMO

# 10 強迫症（強迫性障害）

■ 神経症性障害，ストレス関連障害および身体表現性障害 ■

　25歳の佐藤幸子さん（仮名）は，専門学校卒業後，ある企業で事務職として働いています．

　子どもの頃から几帳面で些細なことにこだわる性格傾向がありました．小学校の高学年頃，近所に泥棒が入ったとの話を耳にすると心配になり，しばらくの間，1日に何回も戸締りを確認するようなことがありましたが，やがて自然に軽快しました．

　24歳頃から，不潔なことが気になり始めました．電車のつり革などに，病原菌が付着しているのではないかと考えるようになり，触ることができなくなりました．トイレで用を済ませた後で，手に汚物が付着しているのではと気になり出し，手洗いの回数が多くなってきました．石鹸などで泡立てて，延々と手を洗い続けるようになり，手洗いを終えるのに30分ほどもかかるようになりました．入浴にも時間がかかり，シャンプーで泡立てて髪の毛を洗うのですが，いったんお湯で洗い流した後もまだ汚れが髪に残っているのではないかと気になり，5, 6回も洗髪を繰り返すようになりました．そのため入浴時間が長くなり，幸子さんがいつまでも風呂場から出てこないので，家族も困るようになりました．

　また，出かけるときに鍵をきちんとかけたかが気になり，ドアのところで確認を繰り返すため，なかなか家から離れることができず，職場に遅刻するように

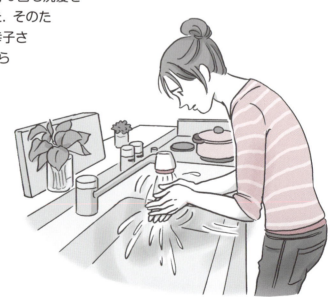

なってしまいました.
　さらに人に害を与えたのではないかと気にするようになりました. 幸子さんは郊外で生活しているので, 通勤や買い物などの日常生活に車を使っています. ところが車を運転中に通行中の人をひいてしまったのではないかと気にし始めました. いったん通り過ぎた後, 何キロも走行してから, 気になっていた場所まで戻り, 異常がないかどうかを確認するようになりました. 自分でも心配しすぎであることはわかっているのですが, どうしてもそのような行動をとらないと安心できないのです.

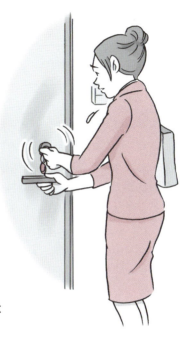

　家族（両親と姉）は, 初めは特に異常とは思わず, 神経質さが高じたもの程度に考えていました. ところが, やがて母親に自分の行動の確認を求めるようになりました. 入浴時, 母親を呼び, きれいに洗髪が行えているかどうかを確かめてもらうのです. また戸締りについても, 母親の確認を求めるようになりました.「いま, 忙しいから行けない」と言って母親が確認を断ると, 大きな声で「お母さん, 来てよ」と怒鳴り, 母親を大いに困惑させることになりました.
　困り果てた母親が精神科への受診を思い立ち, 幸子さんを説得して受診に至りました. 幸子さんも自らの症状が必要以上にこだわりが強いことを自覚していたので, 母親の勧めに素直に応じ, 受診に至ったのです.

# 強迫症（強迫性障害）とは？

## どんな人がなりやすいですか

強迫症（強迫性障害）の生涯有病率は2～3％と推測されており，かなり多い障害です．男女差はありません．多くは，小児期あるいは成人早期に発症します．

## どんな病態ですか

### (1) 臨床症状

不必要な，あるいは考えたくない，ある特定の考えがわき起こり（強迫観念），それを打ち消そうとしても成功せず，逆に不安が増大することに悩む状態です．多くの患者は自分の強迫観念が不合理なものと認識していることが多いのですが，重症になると不合理であるとの認識がなくなる人もいます．また，ある特定の行為を自分でもばかばかしいと思っても，反復して行うこともあり，これを強迫行為と呼びます．たとえば，不潔なことが気になる人は，長時間手を洗い続けたり，お風呂に長く入り続けたりします．戸締まりが気になる人は，たえず鍵をチェックし続けたりします．幸子さんの場合のように，家族にも強迫行為を手伝わせることがあり，これを「巻き込み」といいます．

次のような様々な症状を呈します．

- 火の始末や戸締まりが気になる．
- 車などを運転していて人をひいてしまったのではないかと考えてしまう．

幸子さんもこのような症状があります．強迫症では，このように他者に害を加えることを過度に恐れることがあり，これを加害恐怖といいます．

- 厳粛な場所で猥褻な言葉を口に出してしまうのではないかと心配する．
- 仕事について誤りがあったのではないかと心配になり確信がもてない．
- 汚染や不潔なことが気になる．そのため手を洗い続けたり，風呂に長時間入り続けたりする．
- 順序や左右対称が気になり，常に自分なりのやり方で整理，整頓されていないと気がすまない．
- 日本人では4（死）や9（苦），西洋人では13など特定の数字が不吉だと気になる．

### (2) 原因

以前は強迫神経症と呼ばれており，したがって心因性精神障害のなかに含まれてきました．このタイプの神経症は，フロイトなどの精神分析学派によると，幼児期のトイレット・トレーニングと関連して形成された強迫性格が背景にあるとされます．強迫性格の特徴は，几帳面，柔軟性の乏しさ，些細なことにこだわることなどです．

しかし，最近では，このような心理学的考えよりも，強迫症の生物学的原因を重く見る説が強くなっています．たとえば，親子で似たような強迫症状を生じているなど，血縁者内で強迫症が集積することがあります．したがって何らかの遺伝性の存在が示唆されていますが，単一の遺伝子異常によるものではありません．

前述の強迫性格の強い人は，強迫性パーソナリティ障害と診断されることがあります．この傾向の強い人は強迫症と診断してもよいわけですが，DSM-5によると，強迫症と強

迫性パーソナリティ障害との関連は強くないとも記されています．強迫症の患者のなかには病前性格が強迫性格であった人もいれば，病前にそのような傾向の全くなかった人も存在します．

　最近は，脳の画像研究によって，前頭眼窩面，前部帯状回，尾状核などある特定の脳部位の機能過剰が存在することが明らかになっています．図1に強迫症に関係している脳部位を示します．

　また治療ではSSRI（selective serotonin reuptake inhibitor，選択的セロトニン再取り込み阻害薬）という脳内のセロトニンという神経伝達物質の機能を増加させる薬物がかなり有効なことが知られるようになり，その結果として脳内セロトニン系の異常が存在することが強く示唆されています．

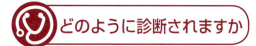

## どのように診断されますか

　患者や家族から話を聞くことにより，前述した強迫観念や強迫行為の存在を確認することが主な診断手段です．患者自身がそのことに苦痛を感じ，そのために様々な生活面での障害がみられる場合に強迫症と診断します．強迫症の原因はいまでは，前述のように脳の生物学的機能異常の可能性が大きいとされていますが，現時点では客観的な身体医学的診断法（画像診断や血液検査など）はまだ確立されていません．

　なお軽度であれば健常者にも強迫症状が存在することがありますが，生活面での様々な障害にまで至っていない場合は強迫症とはいえません．統合失調症やうつ病でも時に強迫症状を伴うことがあります．

　DSM-5の強迫症（強迫性障害）の診断基準は表のとおりです．

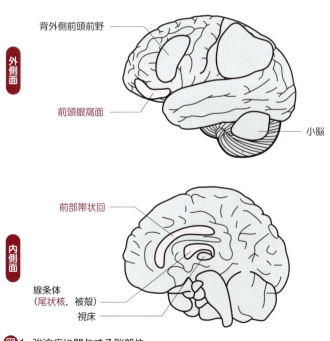

図1　強迫症に関与する脳部位
前頭眼窩面，前部帯状回，尾状核が過剰に働いている

強迫症
（強迫性障害）

| | |
|---|---|
| A | 強迫観念，強迫行為，またはその両方の存在．強迫観念は以下のように定義される． |

(1) 繰り返される思考であり，侵入的で不適切と体験され，不安や苦痛を引き起こす．
(2) 患者はその思考を抑え込もうとしたり，強迫行為によって中和しようとする．

強迫観念は以下のように定義される．

(1) 繰り返しの行動（手洗い，確認など）または，心の中の行為（祈る，数える，声に出さずに言葉を繰り返す）．
(2) その行為は不安や苦痛を避けるために行う．しかしその行為は現実的な意味をもたず，また過剰である．

| | |
|---|---|
| B | 強迫観念または強迫行為によって時間が浪費される．または苦痛や社会機能の障害が引き起こされる． |

表 強迫症／強迫性障害の診断基準
（日本精神神経学会・日本語版用語監修，髙橋三郎，大野　裕・監訳：DSM-5 精神疾患の診断・統計マニュアル，p235，医学書院，2014 より抜粋．）

 **どんな治療が行われますか**

### (1) 精神療法

　精神療法としては，認知行動療法や森田療法などが有効なことがあります．特に，曝露反応妨害法という行動療法が行われます．これは，あえて患者に強迫を引き起こすような刺激にさらしながらも，そのときに強迫儀式を行わないように強いるものです．たとえば，不潔恐怖のある患者には，その人が汚いと思うものにあえて実際に触ってもらいます．しかし，そのようにしても，我慢して触り続けていると当初の苦痛や不安が徐々に減っていくことを体験させることが「曝露法」です．またその後，手を洗うという強迫行為をさせないようにすることを「反応妨害法」といいます．曝露によって苦痛や恐怖の感情に慣れ

## コラム 1　強迫症と関連する障害

　昔から強迫症はチックやトゥレット症候群に合併することが多いとの指摘があり，強迫症とチック関連障害の両方に共通した病態が存在するとの説があります．チックとは男子に多く発症する「まばたき，舌打ち，肩をすくめる」などの不随意運動のことです．トゥレット症候群はチックの重症型で，前述の運動障害に加えて，汚言（わいせつな言葉などを口にすることが抑えられない）を伴うものです．チックやトゥレット症候群は，（運動機能を調節する部位である）錐体外路系の機能障害であると考えられており，強迫症の病態には尾状核のような錐体外路系機能の異常があるとの最近の所見とも一致します．

　その他，強迫症と関連が強いと考えられているものには次のような障害があります．
・不必要な物をためこみゴミ屋敷騒動を引き起こすような，ためこみ症．
・自分の容姿が醜いと恐れて人前に出ることをいやがる醜形恐怖症（身体醜形障害）．
・ストレスがたまると，自分の毛髪を引き抜く行為を繰り返す，抜毛症．これは女の子に多いという特徴があります．
・皮膚をかきむしる行為を反復する，皮膚むしり症．
・日本に多い，自分の体から不快な臭いが出るので他人から避けられていると思い込んでいる，自己臭恐怖．

　これらは，DSM-5 では「強迫症および関連症群」として同一の範疇にまとめられています．
　さらに，癌やエイズのような重い病気に罹っていると思い込む心気症（DSM-5 では病気不安症として，身体症状症に含まれる）も見方によっては強迫症類似といえます．
　以上のような病態を包含して強迫性スペクトラムとしてまとめるという考え方があります．

させ，それらが自然に減少していく「馴化，馴れ」を起こさせることを目指す治療法です．

この治療法は，不安を生じるような状況に動物を置くと当初は不安症状を示す動物も，同じような状況に長時間置かれていても実際には危害が加えられないでいると，そのような状況に馴れていき，不安行動が軽減されることを応用したものです．

### (2) 薬物療法

薬物療法では，SSRI (selective serotonin reuptake inhibitor，選択的セロトニン再取り込み阻害薬) の大量投与が有効です．薬物により症状を完全に消失させることは難しいのですが，ある程度症状が軽くなることが多くみられ，患者も気持ちが楽になったと感じることがあります．SSRIの使用量は，通常，うつ病に対する使用量よりも大量に用いることが必要です．

## 予後はどうですか

治療により，著明に改善するのは20～30%，中等度改善が40～50%，不変ないし悪化が20～40%との数字があります．

昔は難治性でしたが，近年，治療法が進歩した結果，強迫症状の軽減に成功することが多くなっています．

---

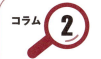

### 強迫症を患った有名人など

ハワード・ヒューズという人物がいます．彼はアメリカの億万長者で，映画製作や航空会社などの運営を行い，またハワード・ヒューズ医学研究所というノーベル賞受賞者を輩出するような研究機関も設立しました．そのハワード・ヒューズは不潔恐怖などの重い強迫症に苦しんでいました．その生涯を描いた映画が『アビエイター』で，レオナルド・ディカプリオが主役としてハワード・ヒューズを演じています．ディカプリオは強迫症の症状を熱心に演じるあまり，自らも強迫症状を生じるようになってしまい，精神科での治療を受けてようやく回復したとのことです．ジャック・ニコルソンが出演した『恋愛小説家』という映画でも，主人公が強迫症の症状を出している様子が描かれていました．

---

### SSRI

英語のselective serotonin reuptake inhibitorのことで選択的セロトニン再取り込み阻害薬と訳します．フルボキサミン，パロキセチン，セルトラリンなどがこの系統の薬剤です．セロトニン神経終末のセロトニン再取り込み部位を塞いで，シナプス間隙のセロトニン濃度だけを増加させる作用があります．それ以外の薬理作用がないので，元来は副作用の少ないうつ病治療薬として開発されました．ところが，SSRIには抗うつ作用に加えて，すぐれた抗不安作用もあり，パニック症，強迫症，社交不安症，PTSD（心的外傷後ストレス障害）にも有効性が認められ，現在，精神医療現場で幅広く使用されています．脳内のセロトニン機能の変調が上記の精神障害に共通して存在している可能性が指摘されています．

強迫症
（強迫性障害）

# 幸子さんの その後

　佐藤幸子さんは，病院精神科で強迫症と診断され，治療が開始されました．薬物療法と認知行動療法が行われました．薬物はSSRIを用いました．少量から開始し，1，2週間ごとに漸増し，通常使用量の最大限にまで増やしました．服薬により自覚的に幸子さんの気分は良くなり，また強迫症状の改善傾向もみられました．

　さらに曝露反応妨害法という行動療法も行われました．まずシャンプーを1日おきに制限することにしました．これまで毎日，何回もシャンプーをしなければ気がすまなかった幸子さんにとっては極めて苦痛なことでしたが，病院の先生と約束をしたので仕方なく実行することにしました．初めはシャンプーをしない日は気が立って，いらいらがつのり眠れないことさえあった幸子さんでしたが，やがてシャンプーをしなくても不安が徐々に軽くなることを体験しました．すると本人も自信がつくようになり，シャンプーをしたいとの気持ちが押さえ込めるようになってきました．

　また，シャンプーをしてよい日であっても，幸子さんがお母さんを呼んで確認や手伝いを求めても，決して幸子さんの要求に従わないことをお母さんと幸子さんとの間で約束をしてもらいました．当初は，大声でお母さんを呼び続けた幸子さんでしたが，お母さんが心を鬼にして応答しないようにしていると，幸子さんの心のなかにあきらめが生じ，ついにはお母さんを呼ぶことなく一人でシャンプーをすますことができるようになりました．そのことも幸子さんの自信を強めることに役立ちました．このように患者さんに勝ち癖をつけて自信をもたせ，患者自身の力によって症状を克服していくことがこの障害の治療には重要です．

　それに引き続いて，その他の強迫症状も同じような治療によって回復していき，幸子さんはほぼ寛解の状態に至ったのです．

MEMO

■神経症性障害，ストレス関連障害および身体表現性障害■

# 適応障害

　真田恭子（仮名）さんは32歳の会社事務員です．高校を卒業後，元気に勤務を続けてきました．思春期には「あがり症」で悩んだこともあり，神経質，心配症な面もあった恭子さんですが，社会に出てからは気配りができ，真面目に仕事をこなす恭子さんの良い面が評価されて仲間からの信頼も厚く，あまり嫌な思いもせず勤務をこなしてきました．結婚はまだしていませんが，ボーイフレンドもいて，そのうち結婚までこぎつけられるかもしれないという期待もあります．

　ところが新年度になって，いままでの慣れ親しんでいた部署から，別の部署へと勤務が異動することになりました．新しい部署での勤務に関してはいろいろと不慣れな面がありましたが，いままでにない新しい仕事の勉強もできるとの思いから一生懸命に勤務していました．ところが，その部署の上司がかなり厳しい性格で，些細なことまでいろいろと注意を受けることがありました．自分の落ち度であれば注意されるのも仕方がないと思うのですが，重箱の隅をつつくような感じで，あれこれと文句を言われることがたび重なり，恭子さんはしだいに追いつめられるような気持ちになってきました．あら探しをされて意地悪をされているようにも思えるのです．周囲の同僚に聞いてみると，その上司は誰に対してもそのような態度をとり，過去に何人もの社員がそのことに耐えられず退職していったとのことで，黙ってやり過ごすしかないとのアドバイスをもらいました．

　もう少し頑張ってみようと考えた恭子さんでしたが，気分が晴れず，不安感も生じ，いらいらと落ち着かない感じに悩むようになりました．食欲は落ちませんが，以前よりも寝つきが悪くなり熟睡感もなくなってきました．

　休日になるとほっとした気持ちになり，ボーイフレンドと会っているときは，楽しくて嫌なことも忘れていられます．ボーイフレンドに自分の現在の状況を相談したところ，恭子さんのことを心配し，その企業の産業医が精神科にも詳しいとの情報を得て，産業医に相談してみるようにと勧められました．

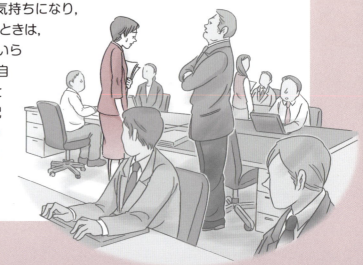

# 適応障害とは？

##  どんな人がなりやすいですか

人口の1％ほどです．

##  どんな病態ですか

### (1) 原因と臨床症状

ストレス状況が明らかに存在することによって，軽度の抑うつ症状や不安感を生じる状態です．またストレス状況が除去されれば症状も改善します．つまり明確な心因性の病態です．ストレス因としては失恋，仕事の失敗，職場や家庭での人間関係，重い身体疾患への罹患など様々です．症状は精神症状が主ですが，過剰飲酒，けんかなど行動的な問題を生じることもあります．

適応障害とうつ病との相違は次のようなことがあげられます．適応障害では一般に症状はうつ病よりは軽度なことが多く，またストレス因から離れると当然のことながら症状が軽快します．たとえば職場での嫌な出来事が原因となっている適応障害の場合は，休日で仕事に行かなくてよい日は気分が楽になりますが，これに対しうつ病では，休日でも重い抑うつ気分が持続します．

しかし，同じようなストレス因があっても適応障害になる人もいれば，乗り越えていける人もいます．したがってストレスを受け止める性格の相違が適応障害の発症には大きな役割をもっています．

| | |
|---|---|
| A | はっきりしたストレス因に反応し，そのストレス因の始まりから3カ月以内に症状が出現． |
| B | 以下のうちの1つまたは両方がある．<br>(1) そのストレス因には不釣り合いな苦痛<br>(2) 社会的機能の障害 |
| C | 正常の死別反応(肉親など親しい人と死別したあとの一時的な抑うつ状態)とは別のものとされる． |
| D | ストレス因がなくなれば，さらにその後6カ月以上症状が持続することはない． |

さらに，次のような症状を特定すること．
- 抑うつ気分
- 不安
- 不安と抑うつの混合
- 素行の障害

表 適応障害の診断基準

(日本精神神経学会・日本語版用語監修，髙橋三郎，大野 裕・監訳：DSM-5 精神疾患の診断・統計マニュアル．pp284-285．医学書院，2014より抜粋．)

## どのように診断されますか

DSM-5による適応障害の診断基準は表のとおりです．

 ## どんな治療が行われますか

適応障害の治療はストレス因を除去する環境調整が最も重要です．職場での上司のハラスメントがある場合は，職場の配置転換を行うといったことです．同居している姑から嫁いびりされている人では，姑から引き離すことが最良の治療になります．しかしストレス因を除去することが必ずしもすべての例において可能なわけでもありません．そのような場合は，本人のストレスへの対応能力を高める手立てを講じる必要があります．つまり認知行動療法的アプローチが必要です．

また抗不安薬，抗うつ薬も適宜処方されます．

 ## 予後はどうですか

ストレス因が除去されれば予後は良好ですが，それが難しい場合は慢性化することもありえます．

## 恭子さんの その後

　恭子さんはボーイフレンドのアドバイスに従い，産業医に相談してみました．産業医の仕事の内容は昔は公害関係のことがらが多かったのですが，最近はメンタル面での仕事が増えており，精神科の知識をもった人が増えています．その産業医からは，精神科的診断としては現在の職場状況に適応できていない適応障害であると言われ，次の勤務異動のときはまた元の部署に戻すように働きかけるとの返答をもらいました．さらに少量の抗不安薬も処方され，不安時，不眠時に頓用するように指示されました．

　恭子さんは近い将来に元の職場に戻れると言われただけで，気持ちが安定し，うつ気分，いらいら感，不眠症状もいつのまにか消失しました．服薬はほとんど行いませんでした．ボーイフレンドの支えもあり，現在の部署での勤務をなんとか乗り切ることができました．次の年度から以前に勤めていた部署に戻ってからは再び元気となり，以後問題なく勤務を続けています．

# 12 摂食障害

■生理的障害および身体的要因に関連した行動症候群■

　斉藤正美(仮名)さんは14歳の中学2年生です．もともと几帳面で勉強もよくでき，また身体的にも健康でこれまで大きな問題は起こしてきませんでした．しかし，3歳年下の妹は，正美さんとは対照的に，やや病弱で成績もあまりよくありませんでした．その結果，両親，特に母親は妹のことをいろいろと心配し，面倒をみる傾向がありました．正美さんはそのことについて，内心では不満を感じていましたが，優等生らしく家族に対してそのことを口にすることはありませんでした．中学3年に進級してすぐのこと，あるお友達から，「正美ちゃん，あなた最近太ったね」と言われたことがありました．友達は特に悪気はなかったようですが，正美さんはそれ以来その言葉が気になり始めました．

　年頃でファッションに関心をもつようになり，やはりファッションモデルのようなスタイルが素敵だと思い始めていたからです．

　正美さんは思い切ってダイエットを始めました．ご飯の量を減らし，また肉は太ると思い，口にしなくなりました．すると2週間ほどで，かなりの減量に成功しました．

　正美さんはその結果を得て，満足感を覚えました．元来，一生懸命に物事に取り組む性格なので，もっと痩せようと努力を重ねるようになりました．痩せれば痩せるほど達成感があるので，正美さんは自覚的には気分は悪くありません．

　やがて母親が，正美さんが小食になり，見た目に明らかに痩せてきたことに気付きました．当然のことながら，母親は正美さんの健康状態について心配し，食事のたびにもっと食べなさいと言うようになりました．

　しかし，正美さんはその言葉に反発するようになります．これまで自分のことはほとんど気にもかけず，妹のことばかり気にかけていたのに，いまさら何を言っているのかという思いもありました．自分なりに，きちんと自分

の容姿を保つために努力していることを，とやかく言われたくないとの気持ちもあったのです．

　しかし，そのうちに月経が不順となり，ついに停止してしまいます．あまりにも痩せているので，低血圧となり立ちくらみがひどくなったのですが，学校には毎日，出て行き勉強もしますし，体育などにも痩せた身体を精いっぱい動かして参加します．学校の先生や友人も，正美さんのあまりの痩せように気がつき，大丈夫かと心配し始めましたが，正美さんは自分のスタイルがちょうど理想的になっていると考えており，周囲の人がなぜ，痩せ過ぎだと言ってくるのか理解できません．

　担任の先生が，母親に摂食障害か，あるいは他の重大な身体の病気かもしれないので，一度，病院で診察してもらうように強く勧めました．

　母親もそのような可能性を考え始めていたところだったので，正美さんを連れて病院を受診しました．正美さん自身は初めは病院に行くつもりはありませんでしたが，先生や母親に強く説得されて受診に至ったのです．

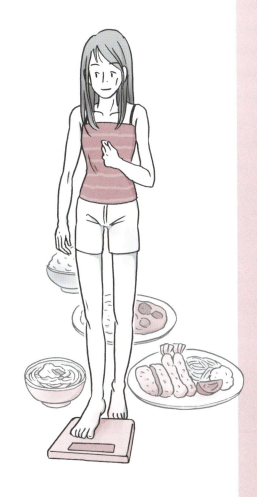

# 摂食障害とは？

##  どんな人がなりやすいですか

若い（10代，20代）女性に多いという際立った特徴があります．90％以上が女性です．最近，10代の若年発症が増加しています．わが国の思春期・青年期女性での有病率は，神経性やせ症は0.1～0.2％，神経性過食症は1～3％とされています．

先進工業国に多く，発展途上国には少ないという特徴もあります．わが国では1980年から20年間に10倍に増加しました．

##  どんな病態ですか

### （1）臨床症状

摂食障害には神経性やせ症と神経性過食症の二つがあります．

#### ①神経性やせ症

体重について過度のこだわりを生じ，体重の増減が自己評価に大きく影響するという特徴があります．すなわち，痩せていることに価値を置き，そのために食事をほとんどとらなくなることが最も重要な症状です．したがって体重が減少してきます．ところが本人は自分が痩せすぎているとの自覚はなく，適切なスタイルであると思い込んでいます．このことをボディーイメージ（身体像）の障害があるといいます．

栄養不良のため，身体的な様々な問題を生じます．無月経，電解質異常，低体温，低血圧，浮腫，不整脈，骨粗鬆症などです．重要な点は，重症化すると死亡することがあるので，その点には十分に注意する必要があります．

そのほかに食事についての様々な行動異常を伴います．食事後，のどに指を差し込んで嘔吐する自己誘発性嘔吐と言われる症状や，下剤の乱用などが時にみられます．また，隠れ食い，盗み食いなどを起こすこともあります．痩せているにもかかわらず，不思議に行動が活発という特徴もあります．たとえば休まず学校には出てきて成績はよかったり，体育なども参加したりすることがあります．

#### ②神経性過食症

むちゃ食いを繰り返す一方で，その後，体

---

 **摂食障害についてのトピック**

ファッションモデルが痩せすぎで死亡したことがニュースで報道されたことがあり，フランスでは，痩せすぎのファッションモデルを禁止する法案が可決される事態まで生じています．

摂食障害で死亡した有名人にはアメリカの歌手，カレン・カーペンター（兄妹でカーペンターズとして歌手活動を行っていた）がいます．英国のダイアナ妃はチャールズ皇太子との不仲が心因となって，摂食障害を患っていたとのことです．

重増加を防ぐために自己誘発性の嘔吐や下剤の乱用を起こします．むちゃ食いとはだらだらと食べることではなく，短時間のうちに大量に食事をとり，そのことをコントロールすることができないという特徴があります．むちゃ食いの後の体重増加への不安感や，むちゃ食いを繰り返してしまうことへの罪悪感を伴います．吐くことを繰り返すために，齲歯，食道の炎症，電解質異常などの身体的問題を起こします．

ときに自傷行為，薬物乱用などの問題行動を伴うことがあります．

神経性やせ症と神経性過食症はともに，やせ願望という心理が共通しており，また当初は神経性やせ症であった人が，やがて神経性過食症へと移行することがよくみられます．したがって，この両者をあわせて摂食障害と呼んでいます．

性格については，特に神経性やせ症では，完全癖，強迫的，頑張り屋であるなどの特徴が多くみられます．

## (2)原因

心因が関与していることが多くみられます．特に幼小児期からの養育環境が重要であり，偏った養育態度，親からの高すぎる期待，家庭内の不和など様々です．

もう一つ重要な点は，スリムな体型がもてはやされる時代風潮が背景にあると考えられ

ることです．これは摂食障害が開発途上国にはあまり存在せず，先進国の若い女性に多いとの疫学上の事実と関係してきます．先進国ではファッション雑誌などで，スリムでスタイルのよい女性がもてはやされ，他方，肥満な体型は蔑視されています．先進国の若い女性がこのような風潮に大きく影響されていることは疑う余地がありません．

##  どのように診断されますか

DSM-5による神経性やせ症の診断基準は**表1**のとおりです．

DSM-5による神経性過食症の診断基準は**表2**のとおりです．

**A** 必要量よりもカロリー摂取を制限．そのため正常の下限を下回る体重となる．

**B** 体重増加や肥満を恐れ，体重増加を妨げる行動をとる．

**C** 自分の体重や体型についての体験や意味がゆがんでいる．低栄養状態におちいっていることを認めたがらない．

**表1 神経性やせ症の診断基準**
(日本精神神経学会・日本語版用語監修，髙橋三郎，大野　裕・監訳：DSM-5 精神疾患の診断・統計マニュアル，pp332-333，医学書院，2014より抜粋．)

**A** 反復する過食エピソード．

**B** 体重増加を防ぐための不適切な代償行為．例えば，自己誘発性嘔吐，緩下剤の乱用，絶食，過剰運動．

**C** 過食と不適切な代償行為が3カ月にわたっており，少なくとも週1回は生じる．

**D** 自己評価が，体型や体重の影響を受けている．

**E** 神経性やせ症エピソード期間以外にも上記の症状が生じている．

**表2 神経性過食症の診断基準**
(日本精神神経学会・日本語版用語監修，髙橋三郎，大野　裕・監訳：DSM-5 精神疾患の診断・統計マニュアル，p338-339，医学書院，2014より抜粋．)

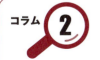

### コラム2 自助グループ

最近は同じ病気をもった当事者同士が相互に助け合う自助グループの活動が目立つようになってきました．摂食障害も多くの自助グループが結成されています．

## どんな治療が行われますか

　もし体重があまりにも減少しすぎていたり，重い身体的合併症があって生命の危険があるような場合には，入院させて栄養補給を行う必要があります．点滴や経鼻チューブによる鼻腔栄養を行います．

　次いで精神療法を行っていきますが，家族の問題をかかえていることが多いので，家族，特に母親との協力が重要です．

　行動をゆるやかに管理する行動療法的アプローチが良いとされます．患者，家族，治療者が達成可能な治療目標を話し合って設定し，患者が納得したうえで開始します．当初は安静を保たせ，適切な体重の回復を設定し体重が増えたら少しずつ行動範囲を増やしていくようにして，体重増加への本人の動機づけを保たせます．

　神経性やせ症に有効な薬物治療はありません．

　神経性過食症には，体型への認知の歪みを矯正する認知行動療法を行います．むちゃ食い衝動の改善や，むちゃ食い後のうつ症状を改善することを目的としてSSRI (selective serotonin reuptake inhibitor, 選択的セロトニン再取り込み阻害薬)を使用することがあり，ある程度の有効性があるとされます．

 ## 予後はどうですか

　神経性やせ症の予後については軽快する人から，慢性化する人まで様々です．親子関係に深刻な問題がある場合には不良な傾向があります．なかには死亡する人もおり楽観できません．

　神経性過食症では神経性やせ症よりは死亡率は低いとされます．

---

 **コラム3　再摂食症候群**

　摂食障害の身体的治療を行うときに注意しなければならない病態です．長期の低栄養状態が持続していた患者に炭水化物を摂取させると，インスリン分泌が促進されます．インスリンは細胞外から細胞内へとリンを移動させるので血清リンが急激に低下し，その結果，TCA回路が機能しなくなり，ATP産生が阻害されて多彩な身体症状が出現します．血清リン濃度を保つため，リンの補給が必要になることがあります．

## 正美さんの その後

　正美さんは入院治療を受けることになりました．まず安静を保ち，点滴を受ける治療を行いました．精神療法も並行して行われました．痩せすぎると命にかかわることもあると説明されると，正美さんも徐々に病気の深刻さに思いが向くようになりました．また今回の出来事について，母親が正美さんのことを大変に心配してくれたことから，正美さんが母親に長年抱いていた「私のことなど本心では嫌っているのではないのか」との思いが解消していきました．それとともに気持ちも落ち着き，摂食状況はしだいに改善していきました．摂食状況が改善されて体重が少しずつ増えると，そのたびに行動制限を緩和していくという行動療法的アプローチを行いました．たとえば，当初は病室内での安静を命じていましたが，体重が増加するにつれて，病棟内での歩行を許可する，次いで，院内での歩行を許可する，さらには外泊を許可するといったステップを踏んでいきました．それにつれて徐々に体重が増加し，数カ月後にはようやく退院にまでこぎつけることができました．

　退院後，一時過食を起こしたこともありましたが，それも軽快し今は大学に進学して通常の学生生活をおくっています．

# 13 睡眠障害（不眠症）

生理的障害および身体的要因に関連した行動症候群

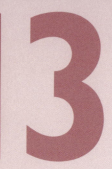

大井武彦さん（仮名）は40歳で，某社勤務の会社員です．家族は妻と子どもが2人います．いくらか神経質な性格ですが，仕事も家庭も順調でこれまでは特に問題なく過ごしてきました．少し神経質なところが，仕事では堅実な成果をあげることにつながっていました．

そのような大井さんの働きが評価され，あるとき，会社で取引先を招待した重要なイベントを行う総責任者に任命されました．大井さんらしく綿密に準備に取り組んでいたのですが，途中から，滞りなくイベントを実行できるかどうか心配になり始め，一時的に不眠となってしまいました．寝つきが悪くなり，床に入ってからもしばらく眠れないのです．

しかし，いったん寝つけば朝まで良眠できました．仕方なく寝酒で不眠を解消させた大井さんは，何とかイベント実施を乗り切ることができました．イベント終了後，一応肩の荷がおりた大井さんでしたが，不眠状況は回復しませんでした．不眠を体験したことをきっかけとして，眠りに対する不安がつのるようになりました．今晩は眠れるだろうかと気になり，その結果，かえって不眠が生じるようになってしまったのです．

いったん眠れないことに気をとられ始めると，自分の睡眠状況が気になって仕方がありません．しかし，睡眠にこだわればこだわるほど，かえって眠れなくなってしまうのです．枕元に時計を置き，いま何時頃だろうかと気にしながら眠っているので，眠りが浅くなり夜中に何回も目覚めるようになってしまいました．いつまでも寝酒に頼ることはよくないと考えた大井さんは，近くのメンタルクリニックを受診することにしました．

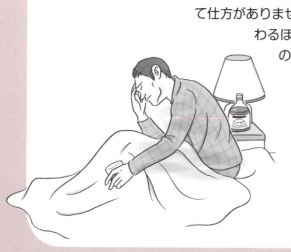

# 睡眠障害(不眠症)とは

## どんな人がなりやすいですか

日本では一般成人のうち,約21％が不眠に悩んでおり,約15％が日中の眠気に悩んでいるとの調査報告があります.

## どんな病態ですか

### (1)臨床症状

不眠症は次のような4つのパターンに分けられます.

#### ①入眠障害
寝ようとしても実際に眠りにつくまで時間がかかる状態.

#### ②中途覚醒
一度寝ついた後も,朝までの間に途中で何回も覚醒し,再び寝つくことが困難なことを繰り返すこと.

#### ③早朝覚醒
十分に睡眠がとれていないにも関わらず,朝早く目が覚めてしまい,その後眠れない状態.高齢者にはこの傾向があります.

#### ④熟眠障害
睡眠時間は十分にとれているのに,睡眠が浅く自覚的にぐっすり眠った感じがしないもの.

### (2)原因

不眠症の原因として次の「5つのP」があげられます.psychological（心理的）,pharmacologic（薬原性）,physical（身体疾患）,psychiatric（精神疾患）,physiological（生理的）の5つです.

#### ①心理的(psychological)原因による不眠
様々なライフイベントが心理的ストレスとなり一時的に不眠になることは多くの人が体験します.ストレスを受けると交感神経系が活性化して脳が緊張状態になり,不眠が起こります.たとえば,子どもの頃,明日は遠足や運動会があるので今晩はよく眠っておこうと思っても,その夜にはかえって眠れなくなったという経験をもった人は多いと思います.しかし,多くの人は当面のストレスが解消すれば再び眠れるようになりますが,神経質な人はストレスが消失しても,それをきっかけとしてまた眠れないのではないかと心配し,眠ろうとすればするほどかえって眠れなくなる状態に陥ります.これを精神生理性不眠（神経質性不眠）といい,不眠症の原因で最も多いものです.

#### ②薬原性(pharmacologic)不眠
医薬品のなかには不眠を起こすものがあります.ステロイドホルモンやインターフェロンは不眠を生じやすい薬です.パーキンソン病治療薬,気管支拡張薬,一部の降圧薬も不眠を起こします.コーヒー,茶,コーラに含まれるカフェイン,タバコのニコチンなどの嗜好品も不眠を起こします.

#### ③身体(physical)疾患に伴う不眠
慢性閉塞性肺疾患や気管支喘息による咳,呼吸困難は不眠を生じます.心不全,消化器疾患による腹痛や嘔吐,がんによる疼痛,アトピー性皮膚炎に伴う痒み,糖尿病や前立腺肥大症による夜間頻尿,パーキンソン病なども不眠を生じます.

#### ④精神疾患(psychiatric)による不眠
様々な精神障害では強い不眠が出現します.

睡眠障害(不眠症)

　心的外傷後ストレス障害(PTSD)は，不眠や悪夢を生じることが多く，パニック症や全般不安症も不眠を生じます．

　気分障害(双極性障害やうつ病)も睡眠障害を伴いやすい病態です．うつ病は不眠症状を生じることが極めて多く，入眠障害，中途覚醒，早朝覚醒などすべての不眠パターン(後述)を生じますが，特に早朝覚醒はうつ病に生じやすい症状として有名です．うつ病の患者は不眠に苦しむことが多くみられます．

　躁病も不眠を生じますが，うつ病と異なり，患者はそのことをあまり苦にしていません．

　また，統合失調症の急性期には不眠は必発です．

　さらに，高齢者や認知症の患者に生じやすいせん妄は，介護上，深刻な問題です．特に夜間せん妄といって，夕方から夜にかけて興奮状態になることがよくあり，介護者を悩ませることが多くみられます．

　その他に，レム睡眠行動障害のような睡眠時随伴症でも不眠を生じることがあります．

⑤**生理的(physiological)原因による不眠**

　騒音，光，不快な温度といった悪環境で生じる不眠のことです．

　このように患者が不眠を生じた場合に，以上の5つの原因のいずれかによって，対処法や眠剤の種類がかなり異なってきます．

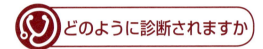
## どのように診断されますか

　DSM-5の不眠障害(精神生理性不眠)の診断基準は次の表のとおりです．

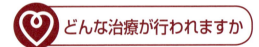
## どんな治療が行われますか

**(1) 不眠の原因に応じた対応**

　不眠の原因によって，対応の仕方が異なります．

| | |
|---|---|
| **A** | 睡眠についての訴えがあり，以下の1つが存在する． |
| | (1) 入眠困難 |
| | (2) 頻回の覚醒または再入眠できないことが特徴である睡眠の維持の困難 |
| **B** | 睡眠の障害が苦痛や社会的な機能の障害を起こしている． |
| **C** | 睡眠困難は，少なくても1週間に3夜，起こる． |
| **D** | 睡眠困難は，少なくても3カ月間持続する． |
| **E** | 他の睡眠-覚醒障害(睡眠時随伴症など)によるものではない． |
| **F** | 物質の作用によるものではない． |
| **G** | 精神疾患や身体疾患によるものではない． |

表 不眠障害の診断基準
(日本精神神経学会・日本語版用語監修，髙橋三郎，大野　裕・監訳：DSM-5 精神疾患の診断・統計マニュアル．pp356-357，医学書院，2014より抜粋．)

①薬原性の不眠の場合はなるべく不眠を生じないような薬剤に変更します．身体疾患による不眠の場合は身体疾患への治療やケアによって身体的苦痛の軽減をはかります．

②生理的原因による不眠では，環境改善が必要です．しかし，それでもなお不眠が続く場合には，眠剤を使います．しかし，多くの眠剤は多少なりとも呼吸抑制作用があるので，呼吸器疾患のある患者には慎重投与が必要です．

③精神障害に伴う不眠は極めて重度のことが多く，場合によっては，中間型・長時間型の睡眠薬を使用する必要がでてきます．また眠剤に加えて，うつ病なら抗うつ薬，統合失調症や躁病なら抗精神病薬など病態にあった向精神薬投与が必要となります．うつ病の睡眠障害には，眠気を起こす作用の強い，トラゾドンという抗うつ薬を使用することも行われます．統合失調症に伴う不眠には，非定型抗精神病薬（錐体外路系副作用が少ない抗精神病薬）のなかで特に眠気や鎮静作用の強いクエチアピンを眠前に投与することがあります．

せん妄に対しては，ベンゾジアゼピン系睡眠薬はあまり有効でないことがあり，むしろ，せん妄を悪化させることもあります．漢方薬（抑肝散）が認知症に伴って生じる，せん妄などの問題行動に有効性があるとされています．また，鎮静作用の強い抗うつ薬のトラゾドンやミアンセリンが，せん妄には有効な場合があります．さらに少量の非定型抗精神病薬が有効なこともあります．抗精神病薬は切れ味よく，せん妄を改善することが多いのですが，反面，老年期認知症の問題行動に抗精神病薬を使用すると死亡率を高めるとの指摘があります．実際の臨床現場では，激しいせん妄にはやむをえず抗精神病薬を使用せざるをえないことが多く，それなりの効果はあります．

④精神生理性不眠は，不眠の原因として最も多いもので，精神療法的アプローチ（認知行動療法）が優先されます．たとえば，このような人は訴え以上に実際はよく眠っていることがあるので，そのような事実を伝えます．さらに睡眠習慣の見直しを行わせます．たとえば，眠れない時間を布団の中で過ごすのはよくない結果を生むので，睡眠日誌をつけさせて実際の睡眠時間を把握し，その時間内だけ寝床に入る習慣をつけさせるものです．そのほか，定期的運動，入眠前のカフェインなどの刺激物の入ったものを避ける，就寝前の禁煙などを行わせます．

しかし，それでもなお不眠を訴える人には短時間型の眠剤を処方します．しかし，睡眠薬の長期服用は避けるほうがよく，良眠できるようになったら，徐々に減薬させる必要があります．

### (2)眠剤の処方

不眠症状に対して，その原因にかかわらず，幅広く処方される薬剤が睡眠薬（眠剤）です．

睡眠薬は適切に使用すれば，有効性の高い薬剤です．アルコールを寝酒として使用している人が多くみられますが，アルコールには入眠効果はあっても熟眠を妨げ，また依存を生じる危険もあり，睡眠薬代わりにアルコールを使用することは勧められません．

眠剤は不眠の原因（前述）の相違によって，使用の仕方がかなり異なります．昔は，バルビツール酸型睡眠薬が使用されていましたが，薬物依存を起こしやすく，また呼吸循環系の抑制作用も強いので，現在はこの系統の眠剤は，ほとんど使用されていません．しかし，高齢者のなかには，昔，睡眠薬の恐さが宣伝されたことが記憶として残っており，睡眠薬を必要以上に嫌がる人がいます．

現在は昔の薬剤よりは安全性が高い，ベンゾジアゼピン受容体に作用する薬剤がもっぱ

## 睡眠障害（不眠症）

### 睡眠に関する生理メカニズム

脳は自らの睡眠を引き起こし，かつ覚醒させるためのメカニズムを備えています．そのなかで睡眠を引き起こす仕組みには，「①恒常性維持機構」と「②体内時計機構」の2つのメカニズムが存在します．

#### ①恒常性維持機構（図①）

恒常性維持機構とは，時刻と無関係に覚醒時間（睡眠不足の度合い）で決定されるメカニズムのことです．睡眠不足があると睡眠物質がたまり，これによって睡眠が生じます．多くの睡眠物質が発見されていますが，そのなかで最も強力な睡眠物質はプロスタグランジンD2です．

くも膜で産生されるプロスタグランジンD2は，脳脊髄液中を睡眠ホルモンとして循環します．プロスタグランジンD2は主に前脳基底部に作用し，そこからアデノシンという第2の睡眠物質分泌を増加させます．

次いで，アデノシンは視床下部にある睡眠中枢（視索前野）を活性化します．アデノシンは抑制性神経伝達物質ギャバ（GABA，ガンマアミノ酪酸）の働きを促進し，後部視床下部の覚醒中枢（乳頭結節核）の働きを抑制します．ギャバは覚醒中枢のヒスタミンという覚醒物質の働きを弱めて，睡眠を生じます．これに対し，覚醒中枢（乳頭結節核）にはオレキシンという物質も作用し，これはヒスタミンによる覚せい作用を高めます．

カフェインはアデノシンがその受容体に結合することを邪魔することによって，睡眠物質アデノシンの機能を弱めて，覚せい作用を起こします．

アレルギー治療に使用される抗ヒスタミン薬は，脳に作用すると，覚せい作用のあるヒスタミンの作用を抑えて眠気を起こします．ヒドロキシジンという薬剤は抗ヒスタミン作用によって眠気を生じる薬剤です．

現在使用されている睡眠薬の大多数を占めるベンゾジアゼピン受容体に作用する薬剤は，ギャバの作用を増加させて眠気を起こします．

オレキシン神経細胞が減少すると，睡眠発作（日中に眠気を起こす発作）を主症状とするナルコレプシーという病気を起こします．最近使用が開始されたスボレキサントはオレキシン受容体拮抗作用に基づく新しい作用機序の睡眠薬です．

#### ②体内時計機構

これは睡眠不足とは無関係に時刻依存性に夜一定の時刻が来ると眠くなる機構です．この体内時計

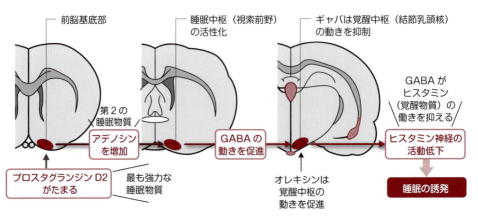

図① 睡眠の出現メカニズム

は視床下部の視交叉上核に存在します．網膜からの視神経の情報が視交叉上核に接続しています．体内時計は本来，25時間周期をもっており，1日24時間の昼夜のリズムとはズレがあります．そこで様々な外的刺激（同調因子）によって1日24時間の周期へと修復されるのです．同調因子の最も強力なものは高照度光刺激です．朝に高照度の太陽光を浴びることによって，25時間の内因性リズムがリセットされ，1日24時間の生活に適応できるようになっています．朝，高照度光を浴びれば概日（サーカディアン）リズム位相が前進し，夜の入眠時刻が早まります．しかし，夜寝る前に高照度光を浴びると逆に概日リズムが後退し，入眠時刻が遅れてしまいます．

体内リズムのなかで特に，体温リズムは睡眠と密接な関係にあることが知られています（**図②**）．夜間の睡眠は体温が下降すると起こりやすくなり，入眠が生じます．体温は明け方に最低点に達した後，徐々に体温が上昇し，朝方あるレベルの体温に達すると覚醒します．体温はさらに上昇し続け，午後から夕方に最高値を示し，夜になるとまた下降していきます．松果体から分泌されるメラトニンという睡眠物質は朝，光を浴びると分泌は抑制されますが，その14時間後には分泌量が増加し，夜間の眠気を引き起こす方向に作用します．メラトニンには体温下降作用があり，そのことがメラトニンの睡眠誘発作用と関連しています．しかし，夜間に光を浴びるとメラトニン分泌は抑制されてしまい，自然な体温下降が妨げられ，その結果，夜になっても入眠困難な状態を引き起こすのです．

メラトニン受容体作動薬のラメルテオンは依存などの副作用の少ない睡眠薬として使われています．

このような恒常性維持機構と体内時計機構の2つのメカニズムが密接な相互作用を保ちながら睡眠覚醒のサイクルを作り出しています．

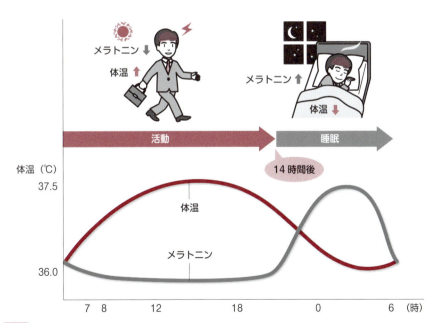

**図②　体内時計によるリズム**
朝は光を浴びて，逆に夜は光をあまり浴びないようにと，"光"についても注意が必要

ら使用されています．それに加えて，最近，使用されるようになったメラトニン受容体刺激薬のラメルテオンやオレキシン受容体拮抗薬のスボレキサントは副作用が少ないので，今後，使用が増えていくものと思われます．

ベンゾジアゼピン系薬剤は，脳内の抑制性の神経伝達物質のギャバ（GABA，ガンマアミノ酪酸）の作用を強化する作用があり，抗不安作用，催眠作用，抗けいれん作用，筋弛緩作用などを示します．そのため，睡眠薬として使用されることに加えて，抗不安薬や抗てんかん薬としても使用されることがあります．

ベンゾジアゼピン系の眠剤は，その作用時間によって，超短時間型，短時間型，中間型，長時間型に分類されます．一応，入眠障害型の不眠には超短時間型・短時間型を使用し，中途覚醒や早朝覚醒の不眠には中間型・長時間型の睡眠薬を使用するという使い分けを行います．しかし近年は，中間型・長時間型の睡眠薬の使用は控えられ，短時間型の眠剤を用いることが多くなっています．

ベンゾジアゼピン系薬剤は，バルビツール酸ほど深刻な副作用はなく，比較的，安全な薬剤ですが，それでもいくつかの注意すべき点があります．

超短時間型・短時間型睡眠薬は服用中止後に睡眠薬服用以前よりもかえって不眠が強くなってしまう（反跳性不眠という）ことがあります．

しかし，中間型・長時間型睡眠薬は副作用として，翌日の倦怠感，筋弛緩作用によるふらつき，眠気などのもちこし効果（翌日の日中まで効果が続いてしまうこと）を生じます．

特に高齢者では若年者よりも血中濃度が長期にわたって増加しやすくなり，そのため副作用が強く出て転倒などの事故を生じやすいのです．したがって高齢者には短時間型の睡眠薬の方が安全です．

なおベンゾジアゼピン受容体にはオメガ1とオメガ2の2種類のサブタイプがあり，オメガ1受容体は睡眠鎮静作用を生じ，オメガ2受容体は抗不安作用と筋弛緩作用を生じるとされています．短時間型のゾピクロン，エスゾピクロン，ゾルピデムはオメガ1受容体に選択性があり，筋弛緩作用の少ない睡眠薬とされています．高齢者や身体疾患のある人には，副作用の少ない短時間型のゾピクロン，エスゾピクロン，ゾルピデムが勧められます．それ以外の人にも，なるべくこのタイプの睡眠薬の使用が望ましいと思われます．

このゾピクロン，エスゾピクロン，ゾルピデムは化学構造的には非ベンゾジアゼピン系睡眠薬といいます．ベンゾジアゼピン系薬剤という用語は，その化学構造から命名されたものであり，ベンゾジアゼピン系薬剤も非ベンゾジアゼピン系薬剤もともにベンゾジアゼピン受容体に結合して，ギャバ機能を増強させるというメカニズムは同じです．非ベンゾジアゼピン系睡眠薬はオメガ1受容体にだけ結合するので，副作用は少ないということは先に述べました．

 予後はどうですか

適切な眠剤の使用などにより，予後は一般的に良好です．

## 大井さんの その後

　大井さんは，クリニックで精神生理性不眠と診断されました．うつ病などの他の治療すべき精神科的問題はないと言われ，大井さんは安心しました．また精神生理性不眠の発生メカニズムを医師から説明してもらい，睡眠へのこだわりがかえって不眠の原因となっていることを理解しました．夜，眠れなくても，時計を見ないようにとの指示を受けました．また飲酒は睡眠の質を悪化させることも説明してもらいました．さらに，短時間型の睡眠薬を処方してもらい，毎晩服用したところ，よく眠れるようになりました．そのうちに毎晩，服用しなくても良眠できるようになり，今では緊張を強いられる重要な仕事のあるときに限って時折，服薬するだけになっています．

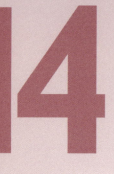

■成人のパーソナリティおよび行動の障害■

# 境界性パーソナリティ障害

　上田冬子(仮名)さんは20歳の女子大生でした．中流家庭に生まれたのですが，彼女の幼少時から父母の仲が悪くて夫婦げんかが絶えず，そのことでいつも寂しく，つらい思いを抱えてきました．冬子さんは両親のそれぞれから，相手への悪口を聞かされ続けてきました．冬子さんはとても嫌な思いをしながら耐えていたのですが，やがて，冬子さんの心のなかには両親への強い嫌悪感が植えつけられることになったのです．

　このような家庭環境から引っ込み思案になった冬子さんには，中高校生時代になっても友人らしい友人ができず，いつも空虚な思いを抱き続けてきました．

　やがて，高校時代から自らの手首を切って出血させる行動が出現し，学校で友人達にその傷を見せびらかすようになりました．担任の先生から親へ連絡が入り，両親も心配したのですが，その頃から冬子さんからの父母への攻撃的言動が出現するようになりました．近所の目もはばからず，親に対

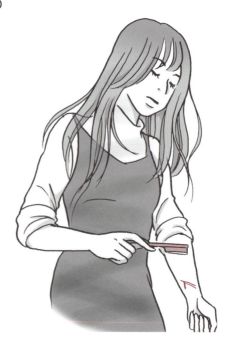

し大声で罵倒したり，また親の前で手首を切ったりします．

大学進学後は家出を繰り返し，大学も欠席が長引いたので，ついに中退となりました．あるときには，男友達との別れ話の際，手首を深く切りすぎて出血が止まらなくなり，救急病院に搬送されて一命をとりとめました．さらにその後も問題行動が続きます．

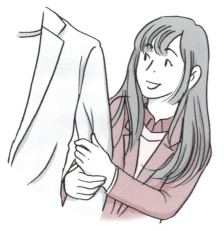

おおむね行動のパターンは一定しており，周囲の比較的ルックスのよい男に近づき，当初は憧れの対象として尽くすのですが，やがて少しでも気に入らないことがあると，突然，手の平を返すようにその同じ人を攻撃し，他の人たちの前でこきおろすようになるので関係は長続きしないのです．

その後も，手首自傷行為が頻発し，様々な異性の友人とつきあっては別れるといった行動を繰り返します．ついにある男友達から勧められるままに，違法薬物に手を出して警察に補導されました．困り切った親に付き添われて精神科病院への入院となりました．病院では，境界性パーソナリティ障害との診断がなされました．

# 境界性パーソナリティ障害とは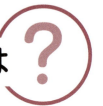

 **どんな人がなりやすいですか**

　DSM-5によると，境界性パーソナリティ障害の人口有病率についての中央値は1.6%です．そのうち女性が75%を占めます．高齢者では減少します．つまり若い女性に多い病態ということになります．

 **どんな病態ですか**

### (1) 臨床症状

　境界性パーソナリティ障害は，多くのパーソナリティ障害のなかの1つのタイプです．パーソナリティないし性格とはいろいろな生活場面のなかで，人がどのように反応し，思考し，行動しやすいかといった，その人特有の行動様式，思考様式の型のことです．

　パーソナリティ（性格）の異常のため，本人自らが悩むか，あるいは周囲の社会が影響を受ける（迷惑を受ける）ものを，昔のドイツの精神科医のシュナイダーは精神病質と呼びました．精神病質は現在使用されることの少ない用語ですが，現在のパーソナリティ障害と同じ意味です．現在の精神保健福祉法で定義されている精神障害のなかには精神病質という用語が明記されています．

　人のパーソナリティないし性格がどのように決定されてくるのかは，難しい疑問です．おそらく性格形成は素質（遺伝）と環境の両方によって決まるものでしょう．後天的なものとしては，特に人生の早い時期である乳幼児期の親子関係が重視されています．

　なお器質性精神障害や統合失調症の結果として人格（パーソナリティ）変化をきたした場合は，パーソナリティ障害には入りません．

　パーソナリティ障害と神経症の区別は曖昧な面があり，一部のパーソナリティ障害者は日常生活のストレスのもとで，神経症症状を起こしやすいということはいえます．

　パーソナリティ障害全般についてのDSM-5の診断基準は表1のとおりです．

　さらにパーソナリティ障害にはいくつかの分類があります．パーソナリティ障害の分類は必ずどれかの型に入るというものではなく，むしろある1つの型にきちんとあてはまるものは稀で，実際にはいくつかの型のある部分が混合してみられることが多いのです．

　特に，境界性パーソナリティ障害は精神医療の現場を悩ませ，混乱させる病態として近年，重要視されています．

---

 **境界性パーソナリティ障害と映画**

　境界性パーソナリティ障害を主題として取り扱った映画に，『17歳のカルテ』という映画があります．そのなかに脇役として出演した女優のアンジェリーナ・ジョリーは，この映画での演技が認められ，その後の活躍のきっかけになりました．

臨床現場では，ボーダーラインなどと呼ばれます．このボーダーラインという意味は元来，統合失調症のような精神病性障害と神経症との境界のような症状を示す人ということを指していたのですが，最近では以下のような問題行動の多いパーソナリティ障害を意味するようになりました．

感情不安定，感情易変性，衝動性，対人関係の不安定さが目立つもので，自傷行為，非行，摂食障害なども生じることがあります．

自己や他人に対して極端な「理想化」と「幻滅」とを向け，それが目まぐるしく変化します．つまり，ある人を極度に信頼してべたべたと甘えたかと思えば，急に手のひらを返したようにその人を攻撃し始めます．あるいは自己に対する自信過剰が生じたかと思えば，次の瞬間，自分は駄目な人間だと落ち込んだりします．このように二者択一の考えしかできない思考パターンをスプリッティング（splitting）といいます．

| | |
|---|---|
| A | その人の属する文化からは，極めて偏った内的体験や行動の持続様式．以下のうち，二つの領域に現れる． |
| | （1）認知 |
| | （2）感情 |
| | （3）対人関係機能 |
| | （4）衝動の制御 |
| B | 持続様式は柔軟性がなく，個人や社会での幅広い範囲に広がっている． |
| C | 持続様式は，社会的，職業的機能の障害を起こしている． |
| D | 様式は青年期ころから変わることなく長時間続いている． |

表1 パーソナリティ障害全般の診断基準
（日本精神神経学会・日本語版用語監修，髙橋三郎，大野　裕・監訳：DSM-5 精神疾患の診断・統計マニュアル．pp636-637，医学書院，2014 より抜粋．）

## コラム2　防衛機制

　防衛機制とは，精神分析家から提唱された心理メカニズムのことです．精神分析によれば，パーソナリティの重要な構成要素の1つである自我は様々な防衛機制を働かせて，個体の不安，不快を減らす働きをします．防衛機制は精神内界の安定と外界への適応を促進する反面，かえって不適応を助長する場合があり，それが精神症状を引き起こすとされます．本能的欲動（リビドー）とこれを抑圧する力との間の無意識的葛藤が不安を生じ，この不安を回避するための過剰な防衛機制が精神症状を形成すると考えます．

　防衛機制は無意識的に働くとされます．防衛機制にはいくつもの種類があり，投影性同一視はそのなかの一種です．

境界性パーソナリティ障害の患者がこのような行動を示す背景には，患者が投影性同一視という防衛規制を用いているとの見方があります．これは患者が本来は自分自身に対して抱いている自己愛や自己嫌悪の感情を，身近な他者に投影し（鏡として映し出して），他者のなかに映る自分を賞賛したり，攻撃したりしていると考えるものです．

さらに他者からの「見捨てられ不安」が強く，他者をつなぎとめるために問題行動を引き起こしている一面があり，操作的な面があります．一時的に解離症状や軽度の妄想を生じることもあります．

なお境界性パーソナリティ障害ではリストカットの症状を出すことも多いのですが，リストカットを起こす人すべてが境界性パーソナリティ障害ではなく，リストカットのみの問題行動にとどまる人たちもいます．

### (2) 原因

精神分析的にはエリクソン (Erikson, EH) の唱えた自我同一性の障害，自我同一性の拡散の病理をもっているとされます．

原因についてはハーマン (Herman, JL) のように幼少児期の性的虐待がトラウマとなって生じることが多いとの説を唱える学者もいます．しかし，この考えは偽りの記憶（実際には性的虐待などなかったにもかかわらず，治療者側からの暗示的効果によって，そのような事実があったと思い込んでしまうこと）を引き起こすことがあり，注意すべきであるとの警告もあります．

他方，カンバーグ (Kernberg, OF) という境界性パーソナリティ障害についての初期の研究者は，欲求不満を抑えられない素質的なものの重要性を指摘していたとのことです．そして，このような生まれつきの弱さをカバーするような環境が得られないと境界性パーソナリティ障害を発症するというのです．

DSM-5には境界性パーソナリティ障害の生物学的第1度親族には，この障害をもつ人が一般人口の5倍多いとの記載があり，ある程度の遺伝要因の存在が示唆されます．結局，境界性パーソナリティ障害についても，素質と環境の両方が重要であって，養育環境のみに原因を求める医療者側の態度は特定の家族への非難を生む可能性があり注意すべきことです．

わが国においても，最近，このタイプのパーソナリティ障害が増加している傾向があります．増加の原因については，一つは伝統的文化が衰退しているといった社会状況の変化があるのかもしれません．DSM-5ではどのような文化圏にも見られるとされていますが，現在でもイスラム原理主義が支配しているような地域ではこのような患者はたとえ存在したとしても，稀であろうと推測されます．

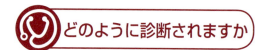

DSM-5による境界性パーソナリティ障害の診断基準は表2のとおりです．

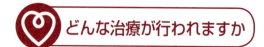

治療としては精神療法を行いますが，治療困難なことが多いことは否めません．パーソナリティ（性格）そのものを変化させることは容易ではありません．

外来治療が主軸になりますが，ときに入院治療を行うこともあります．その場合は入院期間と治療目標の設定を行い，患者と約束をとりかわしておく必要があります．治療者が一人で患者をかかえこむことはよいことではありません．たえずカンファレンスなどで全体の意思疎通をはかり，医療チーム全体で対応していく必要があります．

精神療法としては，精神分析療法や弁証法

的認知行動療法が有効であるとされています．弁証法的認知行動療法とは次のような治療法です．人間はとかく善と悪か，あるいは白か黒かのように世界全般を2極化してみる傾向をもっているのですが，境界性パーソナリティ障害の患者では特にそのような見方をとりがちです．しかし，現実はそのように単純に割り切れるものではありません．対立する二つの事項はお互いに相手があって成り立つものであって，善があるから悪も存在するというように互いが互いを規定する関係にあることを理解していく（これが弁証法的視点）ことが肝要であって，そのような見方を身に付けていく治療法です．薬物療法（非定型抗精神病薬，気分安定薬など）も補助的に行われますが，このような患者は時に自殺企図などで大量服薬事件を起こすことがあります．その結果，救急で働く医療者からの，精神医療への批判を生む原因にもなっています．この点については精神科医の力不足のあることは否めないのですが，このような事件を完全に防止することはなかなか困難な現実もあります．

なお，ベンゾジアゼピン系薬剤は薬物依存を起こす可能性があるので，境界性パーソナリティ障害には処方しないほうがよいとされます．

### 予後はどうですか

境界性パーソナリティ障害は青年期の病理ですので，年を重ねていくと自然に症状の激しさが減少していくようです．その意味では予後についてそれほど悲観的になる必要はないのかもしれません．

---

対人関係，自己像，感情などの不安定性および著しい衝動性の広範な行動様式で，成人早期までに始まる．以下の5つ以上が存在．

(1) 見捨てられることを，なりふりかまわずに避けようとする．

(2) 理想化とこきおろしとの両極端の間を揺れ動く不安定で激しい対人様式．

(3) 同一性の混乱．

(4) 自己を傷つけるような衝動性がある．次のうち，2つが存在．（浪費，性行動，物質乱用，無謀な運転，過食）

(5) 自殺行動や自殺するとの脅し，または自傷行為の繰り返し．

(6) 感情の不安定性．

(7) 慢性的な空虚感．

(8) 不適切で激しい怒り，怒りの制御困難．

(9) 一過性の妄想様観念または重い解離症状．

表2 境界性パーソナリティ障害の診断基準
（日本精神神経学会・日本語版用語監修，髙橋三郎，大野　裕・監訳：DSM-5精神疾患の診断・統計マニュアル．p654, 医学書院，2014より抜粋．）

## 冬子さんの その後

　精神科病院に入院後の冬子さんはしばらくの間，おとなしく振る舞っていました．しかし，そのうちにある男性の看護師に近づくようになり，折にふれて自分の悩みごとを相談します．看護師のほうも当然，対応に注意はしていましたが，あるとき，別の患者のケアに手をとられて冬子さんへの対応に応じかねていると，突然，冬子さんはその看護師に怒りを爆発させ，「セクハラを受けた，訴訟を起こす，新聞に訴える」などと言い出し，大騒ぎを起こしました．なんとかなだめたうえで退院させましたが，その後も，なぜか同じ精神科病院を受診し続け，自殺企図などを繰り返して入院してきます．病院側も十分に気をつけてチームを組んで対応しています．気分安定薬などの薬物も用いられましたが，外来通院中に大量服薬のエピソードを引き起こしたので，おいそれとは薬物を処方できなくなってしまいました．

　その後も精神科医と臨床心理士のペアで精神（心理）療法を受けているのですが，経過は同じような状況が続いています．

MEMO

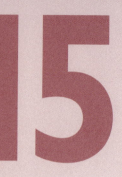

■広汎性発達障害■

# 自閉症

長井亮介（仮名）君は6歳の男の子です．お産のときは特に問題もなく，出生後の身体発育も順調でした．しかし，生まれてしばらくしてから，お母さんは亮介君が何となく普通の子どもと違っているようだと感じ始めました．抱っこをしていても石でも持っているようで，あまり反応を感じないのです．周囲の人と目を合わせ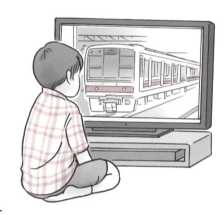ることがないのが特に気がかりでした．発語が遅く，なかなか言葉をスムーズに話そうとしません．言葉の遅れは現在まで続いています．保育園に預けたのですが，同年齢の他の子どもたちと遊ばず，一人で積み木遊びをしています．他の子どもたちが近づいても知らん顔をしていて，関心を示しません．テレビは見るのですが，ある特定のコマーシャルが気に入り，そのコマーシャルのときにかかる歌はよく覚えていて，たえずその歌を歌っています．そのうちに電車が気に入ったようで，電車のおもちゃを欲しがり，いつも電車のおもちゃで一人遊びをしています．記憶力はあるようで，様々なタイプの電車の名前だけは正確に呼ぶことができます．また音刺激に過敏な傾向があり，通りを街宣車が音を出しながら通過するときなど，異常に興奮してパニックになることがあります．

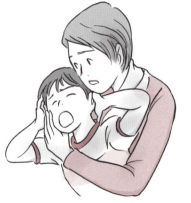

このような状態の亮介君について，保育士の先生から一度，専門家と相談するように勧められたので，お母さんも決心して小児精神科の専門病院を受診しました．そこで亮介君は自閉症と診断されました．

# 自閉症とは？

##  どんな人がなりやすいですか

自閉スペクトラム症（後述）は人口の1％とされ，また男子が女子よりも4倍多いとされます．

##  どんな病態ですか

### （1）臨床症状

自閉症は人生の最早期に現れます．生後3歳くらいまでに気づかれます．次の3大症状が有名です．

#### ①社会的相互関係（対人関係）の障害

人や状況に対して自然に関われません．対人的疎通性に欠け，感情的接触がとりにくい状態です．たとえば視線が合いにくく，すぐ目をそらす傾向があります．1人遊びが多く兄弟や友人と遊ぼうとしません．しかし，人見知りや遠慮はありません．そもそも他人に興味や関心を示さないのです．

#### ②言語的コミュニケーションの障害

コミュニケーションの目的としての言語使用が困難です．多くの場合，言葉の遅れで親に気付かれます．重症だと言語が発達しません．また言語のある人でも意志を伝える道具として用いることができないという特徴があります．言葉をオウム返しにする反響言語が見られることがあります．言葉を使って意志が伝えられないために，自分の意図を伝えようとするとき，人の腕（たとえば母親の手）をつかんで欲しい物のところへ持っていく現象があり，これをクレーン現象といいます．他人の腕をクレーンのように道具としてしか認識していないのです．

#### ③反復的常同的行動（同一性保持）

特定の活動や物への異常なこだわりと執着傾向を示します．同じことをたえず繰り返す常同的行動を生じます．たとえば，扇風機などの回転するものに強い好奇心を示し，自らも手をひらひらさせたり，また体を前後に揺らすような行動を続けたりします．また同じおもちゃがいつも身近にないとかんしゃくを起こしたり，外出時にいつもの外出経路と異なった経路をとろうとするとパニックを起こ

---

 **サヴァン症候群**

自閉症や知的障害者の一部には，健常者には不可能な驚異的な能力を示す人たちがたまにいます．それをサヴァン症候群といいます．たとえばカレンダーが頭のなかに入っていて日付を言うとそれが何曜日であるか即答できたり，風景を少し見ただけで，細部にわたるまで描き起こすことができたりするといった能力です．映画『レインマン』はそのような人物を主人公としています．実在の人物では，わが国では天才画家として知られた山下清がサヴァン症候群であったと言われています．

## 自閉症

したりします.

その他に, てんかん発作を合併することが多くみられます. 言語発達の遅れがあるので, かなり多くの自閉症者は知的障害を伴います.

自閉症関連の病態にアスペルガー症候群 (Asperger's syndrome) があります. これは自閉症と同様な対人関係障害と反復・常同行動が存在するものの, 言語発達や知能の遅れはないものです. 冗談や皮肉が伝わりにくい, 空気が読めないなどの特徴があります. 軽症の自閉症といってよいでしょう. 以前はこのような障害に対する認識がなく, 単なる変わり者, 性格の歪みなどととらえられ, いじめの対象になるなど社会的に差別される傾向がありました. しかし, いまは自閉症と同様の脳のコミュニケーション能力の機能障害が原因とされ, このような人に対する社会の理解も得られつつあります.

DSM-5では小児自閉症とアスペルガー症候群とを区別せず, 連続的にとらえており, この両者を含めて自閉スペクトラム症 (autism spectrum disorder) と名づけています.

### (2) 原因

昔は母親の冷たい養育態度が原因とする心因説が提唱されましたが, いまはそのような考えは否定されています.

最近は脳の器質因説が有力です. 言語・認知障害を有する特殊な発達障害であり, 先天的な脳の機能障害と考えられています. また, 心の理論 (theory of mind) の障害があるとされます. 心の理論とは, 「他者には他者の心があり, 自分とは違う考えや信念をもっている」ことを理解する機能のことです.

さらに近年, 神経科学の進歩により, 心の理論を支える脳の機能が解明されてきました. 心の理論を司る具体的な脳部位としてミラーニューロンの存在をあげることができます. 人やサルの脳のなかには他者の行為を見ているだけで, 自分の脳のなかの同じ行為を行う神経細胞が活性化することがわかってきました. これをミラーニューロン (直訳すれ

---

**A** 社会的コミュニケーションや対人的相互反応において持続的な欠陥がある.
- (1) 通常の会話のやりとりができない, 感情を共有できないなどの相互の対人的, 情緒的関係の欠落.
- (2) アイコンタクトがとれないなど非言語的コミュニケーション行動もとれない.
- (3) 友人を作ることができないなど人間関係を発展させられない.

**B** 行動, 興味, 活動などで反復性がある.
- (1) おもちゃを一列に並べるなどの常同運動など.
- (2) 毎日同じ道順をたどるような同一性への固執.
- (3) 一般的でないようなものへの執着.
- (4) 感覚刺激に対する過敏または鈍感さ.

**C** 症状は発達早期に存在.

表 自閉スペクトラム症/自閉症スペクトラム障害の診断基準
(日本精神神経学会・日本語版用語監修, 髙橋三郎, 大野 裕・監訳:DSM-5 精神疾患の診断・統計マニュアル. pp49-50, 医学書院, 2014より抜粋.)

ば鏡神経細胞)といいます．つまり，ミラーニューロンは他者の意図をくみ取る働きに関係しているようです．このことから，他者の心中を察して相手に共感するといった対人的やりとりにもミラーニューロンが関連しているのではないかと言われています．自閉症はこのシステムに障害があるとの説が有力視されています．

## 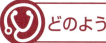 どのように診断されますか

DSM-5による自閉スペクトラム症/自閉症スペクトラム障害の診断基準は表のとおりです．

上記のDSM-5の自閉性スペクトラム症の診断基準では，前に述べた自閉症の3大症状のなかの対人相互反応の欠陥と反復性の傾向については診断基準に入れられていますが，言語発達の遅れにはふれられていません．

なお画像診断や血液検査などの生物学的マーカーによる診断基準は，現在でも確立されたものはありません．

##  どんな治療が行われますか

息の長い援助が必要とされる障害です．

### (1) TEACCHプログラム

TEACCHプログラム(Treatment and Education of Autistic and Related Communication-handicapped Children, 自閉症および関連するコミュニケーション障害の子どものための治療と教育)と呼ばれる，構造化を用いた療育手法が行われます．生活習慣，勉強や作業，趣味に至るまで，教育的な援助を行い，社会適応を目指すものです．また言語によるコミュニケーションが苦手な場合には，指示を紙に書いて示すなど，視覚的手がかりを与えることが有効なことがあります．このような療育を経験することで，様々な場面への不安を減少させる効果があるとされます．

### (2) 行動療法

行動療法を用いて適応行動の増加をはかることも必要です．重症の自閉症ではトークンエコノミーという行動療法が有効との指摘もあります．

トークン(代用貨幣)エコノミー(token economy)とは，たとえば，患者が「他の患者と穏やかに会話をする」などの，社会的に適応した行動をとれたときに，その都度患者にトークンを与えるものです．そのトークン

 **オキシトシン**

オキシトシンはホルモンの一種で，子宮収縮や乳汁分泌を起こす作用がありますが，神経伝達物質の作用もあることが明らかになっています．近年，このオキシトシンが動物の愛情行動を支配している可能性が指摘されています．たとえば，ネズミにオキシトシンを投与すると，そのつがいの愛情が高まるとの報告があります．それを利用して自閉スペクトラム症の治療にオキシトシンを使用すると症状の改善が認められるとも報告されています．

を貯めた後，ビデオ鑑賞，おやつなど患者が欲しいものと交換します．このようにして報酬を与えて好ましい行動を引き出そうとするもので，重度の自閉症の行動改善を目指して行われることが多く，かなりの治療効果があるとされています．

### (3) 生活技能訓練

生活技能訓練(social skills training，SST)も行われます．SSTも行動療法の一種で対人関係における視線，表情，姿勢のような基本的態度から，日常生活で出会う問題の対処法などについて練習し，好ましい生活技能を習得させるものです．主に統合失調症の生活障害の改善に使用されていましたが，自閉症の行動改善にも有効性があるとされています．

### (4) 感覚統合療法

感覚統合療法も行われます．感覚統合療法とは，前庭感覚(内耳の三半規管などで感じ取る平衡や位置の感覚)や固有感覚(関節や腱の受容体から生じる身体の位置の感覚)，触覚などの感覚刺激を与えて，脳機能の統合を促すという治療法であり，作業療法領域で発達障害への治療法として行われています．具体的にはブランコ遊びなどです．ブランコに乗って身体を揺さぶると前庭感覚が刺激されます．その際，手足を伸展屈曲させたり皮膚に接触したりして固有感覚や触覚も刺激します．しかし，この治療効果については，疑問視する見方もあります．

最近は自閉スペクトラム症への理解が高まり，社会(学校や職場)での対応も工夫がなされるようになってきました．たとえば，このような人はグループでの行動が苦手だったり音に過敏だったりという特性をもっているので，個室で一人にしての受講や仕事を許可するといったようなことです．このような人は営業のような仕事には向きませんが，一人でパソコンに向かうような仕事であれば優れた能力を発揮できることもあるのです．

 予後はどうですか

予後については個人差があります．

幼小児期には重い自閉症のように見えた人が，長じるにしたがって軽度のアスペルガー症候群程度になることもあります．

しかし，かなり多くの人は，様々な治療にもかかわらず，症状が長期にわたり固定的です．

## 亮介君の その後

　亮介君は通常の学校への進学はあきらめざるを得ませんでした．特別支援学校に通学し，また地域の発達障害支援センターに通い，療育も受けています．その結果，いくらか適応能力が向上し，また新しい状況に遭遇してもパニックを起こすことが少なくなりました．しかし，知的能力は同年齢の児童と比べても，低い傾向が続いています．

■小児期および青年期に通常発症する行動および情緒の障害■

# ADHDとチック症

## 注意欠如・多動症／注意欠如・多動性障害

　注意欠如・多動症／注意欠如・多動性障害(attention-deficit hyperactivity disorder：ADHD)は，極端に落ち着きがなく注意散漫な子供で，男児に多いとされます．次の2つの症状を表します．

①**不注意**：注意が持続しない．勉強，用事，仕事をやり遂げられない．持ち物が整理できない．忘れ物が多い．気が散りやすい．
②**多動性と衝動性**：じっとしていられない．おしゃべりが多い．順番を待てない．他人の邪魔をする．

　原因は不明です．何らかの脳の機能不全が原因であると推測されています．また，かなり高い遺伝率があります．

　教師のすぐ前に席を置いて目が届くようにする．気が散らないように周囲からの刺激が少ない場に置くなど，環境での配慮が必要になります．

　さらに薬物が有効な場合もあります．現在，メチルフェニデート(覚せい剤の一種)とアトモキセチンの2種類が使われています．ADHD児に覚せい剤がなぜ有効なのかの説明として，ADHD児はものごとに注意を集中できず，飽きやすく落ち着きがなくなるため，覚せい剤を投与して集中力を高めれば落ち着きが出てくるのではないかとする説があります．

　ADHDは子供の頃に発症し，多くは思春期までに改善しますが，ときに大人になっても症状が持続している人がいます．

## チック症群／チック障害群(tic disorders)

　顔面，肩，首の筋肉の瞬間的な収縮による反復される不随意運動(目をぱちぱちする，顔をしかめるなど)，あるいは反復される発声(咳払い，叫び声，鼻をくんくんさせる)を症状とします．前者を運動性チック，後者を音声チックといいます．学童期の男子に多く，その多くは一過性です．

　治療として支持的精神療法，環境調整を行います．多くのチックはそれほど心配することはありません．むしろ，母親が子供のチックを気にして注意すればするほど，ひどくなる傾向があります．チックの予後は一般的には良好で，治療しなくても消失することが多いのですが，稀に大人になっても残存することがあります．

　しかし，なかには重症チックがあり，これには治療の必要が出てきます．トゥレット症／トゥレット障害(Tourette disorder)というもので，運動性チックに加えて，音声チック(咳払いなど)や汚言症(わいせつな言葉を発語する)を伴い，慢性の経過をとります．この状態には，リスペリドン，ハロペリドールなどの抗精神病薬投与が必要になります．しかし多くのトゥレット症も成人になるにつれて，しだいに軽快します．

　チック症やトゥレット症には強迫症の合併が多く，このような障害には共通して錐体外路系に異常があるかもしれないとの仮説も生まれています．

# てんかん

## てんかんとは何か

てんかんは，一時的な意識障害やけいれんの発作を繰り返して起こす慢性の脳の病気です．神経細胞は活動電位という電気活動を発生させています．脳の神経細胞群の電気活動の異常興奮によって起こる病気がてんかんです．したがって，脳の電気的活動を記録する脳波検査が，てんかんの診断には不可欠です．

神経細胞の異常興奮を起こす原因によって，てんかんは次の二つに大別できます．

①**特発性てんかん**：脳に傷などの器質的異常がみつからず，体質や遺伝が関係していると思われます．てんかんの多くは特発性です．多くは小児期に発症します．

②**症候性てんかん**：脳に器質的な病的変化（外傷，脳炎，脳血管障害後の傷，脳腫瘍など）があり，それが刺激となって起こるものです．20歳以後にてんかんが初発した場合は脳腫瘍などの器質的脳疾患が背後に存在していることが多いのです．

## てんかんの症状

てんかんはその発作様式から，次のようないくつかの型に分けられます．

### 1 全般発作(generalized seizure)

最初から意識障害を生じたり，身体両側に同時に起こるけいれんを生じたりする発作を全般発作と呼びます．脳全体が同時に異常興奮を起こすものです．

その具体的な症状は次の4つに大きく分けられます．

①**強直間代発作（大発作）(tonic-clonic seizure)**：これは，てんかんの代表的な発作といえます．

突然，意識を失って倒れ，全身に激しいけいれんが起こります．まず十数秒間の四肢をつっぱらせる強直けいれんを起こし，次いで十数秒間の四肢筋肉の律動的な収縮と弛緩を繰り返す間代けいれんを起こします．その後，通常はしばらく昏睡におちいるのですが，ときに発作後にもうろう状態を生じることもあります．全経過は2〜3分で終わります．

普通は1カ月〜1年に数回の発作を起こします．

けいれん発作重積といって発作が止まらなくなった場合には，生命の危険を生じるため緊急の処置が必要になります．

②**ミオクロニー発作(myoclonic seizure)**：瞬間的に筋肉がピクリと収縮する発作を生じるものです．意識障害は生じません．

③**欠神発作（小発作）(absence)**：短時間の意識消失発作のみを起こし，けいれんは起こしません．回数はかなり多いことがあります．学童期の女児に多くみられ，大人になると自然に発作が消失することが多く，予後はよいものです．

④**脱力発作(atonic seizure)**：姿勢を保つ筋肉の突然の脱力を起こし，その場に転倒してしまいます．意識障害はありません．

## 2 部分発作（partial seizure）

　脳の一部の病変（一側大脳半球の限局された部位）から起きる発作です．大脳は場所によって異なった機能を営んでいます．したがって，部分発作では発作の始まる部位の営む機能に応じて，異なった臨床発作を示すことになります．

　この部分発作（焦点発作，局所発作）はさらに意識障害をきたさない単純部分発作（simple partial seizure）と意識障害を生じる複雑部分発作（complex partial seizure）に分けられます．

　複雑部分発作は側頭葉発作ないし精神運動発作ともいいます．脳の側頭部に脳波上てんかん性の異常を検出します．意識消失とともに衣類をまさぐったり，うろうろ歩き回ったりするなど自動症という目的のない異常な運動を生じます．

## 3 その他のてんかん

① **ウエスト症候群（West syndrome，点頭てんかん）**：乳児期に発症する，突然首を前屈しうなずくようにみえる発作を起こすてんかんです．知的障害を伴い，難治性で予後はよくありません．

② **レンノックス―ガストー症候群（Lennox-Gastaut syndrome）**：小児期に発症する難治性てんかんで，周産期障害などいろいろな器質的脳病変が原因となって生じます．これも知的障害を伴うことが多く，予後も不良です．

### てんかんの治療

　てんかんの治療は抗てんかん薬の服用が基本です．脳腫瘍や脳血管障害が原因の場合は脳神経外科的手術を行います．

### てんかんと精神科との関係

　てんかんという病気は外国では神経内科で診療しています．日本では昔から精神科で診療してきた経緯があり，したがって，てんかんの講義も精神医学のなかで行われています．しかし，わが国でも最近は，てんかん診療は精神科を離れて小児科，神経内科，脳外科で行われるようになってきました．昔は，てんかんについての立派な研究を行った精神医学者も多かったのですが，今では，てんかんの診療や研究を行う精神科医は絶滅危惧種などと言われる時代になってしまいました．

　しかし，てんかんという病気は発作や神経学的症状だけではなく，精神症状を生じることがかなりあるのです．たとえば，てんかん性不機嫌状態といって抑うつ的になったり，あるいは統合失調症様の幻覚妄想状態を生じたりします．

　また，人格変化を起こすことも昔から知られています．これは鈍重，粘着，爆発といった性格であり，頑固で細かいことにこだわるしつこさや回りくどさが目立ち，些細なことでひどく怒り出すようなことがあります．つまり，きわめて扱いにくい厄介な性格ということになります．しかし，すべてのてんかん患者がこのような人格変化を起こすわけではなく，一部の患者に限られます．特に側頭葉発作の患者がこのような人格変化を起こしやすいとされます．

　てんかんの患者を受け持つ場合には，ときにこのような人格変化を生じている可能性のあることを考慮して，通常以上に，慎重，かつ丁寧に対応していく必要があります．

## 和文

### あ

| アカシジア | 42 |
| アカンプロサート | 27, 28 |
| アスペルガー症候群 | 122, 124 |
| アセチルコリン分解酵素阻害薬 | 8 |
| アセトアルデヒド | 25, 27 |
| アセトアルデヒド脱水素酵素 | 25 |
| アトモキセチン | 126 |
| アドヒアランス | 41 |
| アミトリプチリン | 63 |
| アミロイドベータ | 7 |
| アミロイド前駆タンパク質 | 7 |
| アリピプラゾール | 41, 73, 74 |
| アルコールの代謝 | 25 |
| アルコール依存症 | 22, 24 |
| アルコール依存症者の匿名の会 | 27 |
| アルコール使用障害の診断基準 | 26 |
| アルツハイマー先生 | 5 |
| アルツハイマー病 | 2, 4 |
| ――と糖尿病 | 9 |
| ――による認知症の診断基準 | 8 |
| アンヘドニア | 33 |
| 悪性症候群 | 42 |

### い

| イミプラミン | 63 |
| 胃瘻 | 5 |
| 異食 | 6 |
| 意識障害 | 127 |
| 意欲・発動性の低下 | 33 |
| 遺伝性疾患 | 19 |
| 逸脱行為 | 19 |
| 偽りの記憶 | 116 |
| 陰性症状 | 33 |

### う

| ウエスト症候群 | 128 |
| うつ状態 | 25, 70 |
| うつ病 | 52, 54 |
| ――とうつ状態 | 57 |
| ――と認知症 | 62 |
| ――の極期 | 55 |
| ――の診断基準 | 61 |
| ――の妄想 | 54 |
| うつ病性仮性(偽性)認知症(痴呆) | 55, 62 |
| うつ病性昏迷 | 55 |
| うつ病相 | 71 |
| ――と躁病相 | 71 |
| 内気な性格 | 48 |
| 運動減少 | 14 |
| 運動性チック | 126 |
| 運動領野 | 5 |

### お

| オキシトシン | 123 |
| オランザピン | 41, 73, 74 |
| オレキシン受容体拮抗薬 | 110 |
| 汚言症 | 126 |
| 音楽 | 9 |
| 音声チック | 126 |

### か

| カルバマゼピン | 73, 74 |
| ガランタミン | 8 |
| ガンマアミノ酪酸 | 28 |
| 加害恐怖 | 88 |
| 仮面うつ病 | 55 |
| 勝ち癖 | 83 |
| 過呼吸症候群 | 80 |
| 回想法 | 9 |
| 快感の消失 | 33 |
| 改訂長谷川式簡易知能評価スケール | 7 |
| 海馬 | 5, 59, 81 |
| 絵画療法 | 9 |
| 解離性障害 | 55 |
| 外因性精神障害 | 57 |
| 鏡神経細胞 | 123 |
| 覚せい剤の作用機序 | 35 |
| 隠れ食い | 100 |
| 患者との会話 | 37 |
| 患者の服薬継続 | 41 |
| 患者への聞きとり | 37 |
| 感覚統合療法 | 124 |
| 感受性遺伝子 | 35, 72 |
| 感情鈍麻 | 33, 38 |
| 感情両価性 | 38 |
| 漢方薬 | 9, 107 |
| 環境調整 | 62, 96, 126 |

| 環境要因 | 55 |
| 観念奔逸 | 71 |
| 考えの怠惰 | 19 |
| 考え無精 | 19 |

### き

| ギャバ | 28 |
| ギャンブル依存 | 26 |
| ギャンブル障害 | 26 |
| 気分安定薬 | 73, 117 |
| 気分障害 | 57, 70 |
| 気分(感情)障害 | 52, 68 |
| 気分変調症 | 57 |
| 記憶力低下 | 5 |
| 記銘力の減弱 | 5 |
| 記銘力障害 | 25 |
| 器質性精神障害 | 2, 12, 18 |
| 器質力動論 | 38 |
| 機能性精神疾患 | 37 |
| 急性ジストニア | 42 |
| 拒薬傾向 | 42 |
| 共感的対応 | 27 |
| 強制入院 | 35, 71 |
| 強直間代発作 | 127 |
| 強迫観念 | 88 |
| 強迫行為 | 88 |
| 強迫症 | 86, 88 |
| ――と関連する障害 | 90 |
| 強迫症／強迫性障害の診断基準 | 90 |
| 強迫性格 | 88 |
| 強迫性スペクトラム | 90 |
| 強迫性パーソナリティ障害 | 88 |
| 強迫性障害 | 86, 88 |
| 境界性パーソナリティ障害 | 112, 114 |
| ――の診断基準 | 117 |
| 局所発作 | 128 |
| 近赤外線スペクトロスコピー | 40 |
| 禁断症状 | 24 |
| 緊張型統合失調症 | 55 |

### く

| クエチアピン | 41, 107 |
| クレアチンキナーゼ | 42 |
| クレーン現象 | 121 |
| クロザピン | 39, 41 |

| | | |
|---|---|---|
| クロルプロマジン 41 | 抗精神病薬 | 自助 27 |
| グループ 27 | 　9, 33, 35, 40, 72, 126 | 自助グループ 101 |
| グルココルチコイド 59 | ——の副作用 42 | 自信 92 |
| グルタミン酸 8, 28 | 抗認知症効果 8 | 自動思考 64 |
| グルタミン酸系の機能低下説 | 抗認知症薬 8 | 自閉 38 |
| 　36 | 恒常性維持機構 108 | 自閉症 120, **121** |
| | 構音障害 25 | 自閉症および関連するコミュニケーション障害の子どものための治療と教育 123 |
| **け** | 興奮 6, 33 | |
| けいれん発作 25, 127 | 合理的思考 65 | |
| けいれん発作重積 127 | 黒質線条体路 36 | 自閉スペクトラム症 |
| 下剤の乱用 100 | 心の整理法 65 | 　121, 122 |
| 軽症うつ病 55 | 心の理論 122 | 自閉スペクトラム症/自閉症スペクトラム障害の診断基準 122 |
| 軽度の認知機能低下 34 | ——の障害 122 | |
| 軽度認知障害 4 | | |
| 傾聴 64 | **さ** | 自律神経症状 |
| 欠陥状態 33 | サヴァン症候群 121 | 　14, 25, 42, 80 |
| 欠神発作 127 | させられ体験 33 | 持効性注射薬 42 |
| 血清リン 102 | 再建的動き 38 | 失外套症候群 5 |
| 血清CK値 42 | 再摂食症候群 102 | 失見当識 25 |
| 血統妄想 33 | 罪業妄想 54 | 失語 6 |
| 見当識障害 4 | 作為体験 33 | 失行 6 |
| 健忘 25 | 作話 25 | 失認 6 |
| 幻覚 6, 33, 43 | 三環系抗うつ薬 63 | 実行機能の障害 34 |
| 幻覚妄想状態 128 | 三大認知症 14 | 社会機能障害 34 |
| 幻視 14, 16 | 産科的合併症 35 | 社会的相互関係の障害 121 |
| 幻声 33 | 残遺状態 33 | 社会的入院 42 |
| 幻聴 33, 37 | | 社会的引きこもり 33 |
| 言語異常 19 | **し** | 社会療法 42 |
| 言語的コミュニケーションの障害 121 | シアナマイド 27 | 社交恐怖 47 |
| | ジスルフィラム 27 | 社交恐怖症 47 |
| | 支持的精神療法 | 社交不安症 47, 49 |
| **こ** | 　42, 63, 126 | 社交不安障害 47 |
| コルサコフ症候群 25 | 思考の貧困 33 | 蒐集癖 6 |
| 固縮 14 | 思考制止 54 | 宗教妄想 33 |
| 固有感覚 124 | 思考滅裂 33 | 周辺症状 6 |
| 誇大妄想 71 | 思考様式の型 114 | 修正型通電療法 43 |
| 広汎性発達障害 120 | 思春期妄想症 49, 50 | 執着性格 55 |
| 行為心迫 71 | 視覚的手がかり 123 | 醜形恐怖症 90 |
| 行動異常 19 | 自我 115 | 熟眠障害 105 |
| 行動様式の型 114 | 自我同一性の拡散 116 | 循環気質 75 |
| 行動療法 123 | 自我同一性の障害 116 | 馴化 91 |
| 行動療法的アプローチ 102 | 自己視線恐怖 47 | 小動物幻視 25 |
| 向精神薬 20 | 自己臭恐怖 46, **47**, 90 | 小脳失調 25 |
| 抗パーキンソン薬 15 | 自己誘発性嘔吐 100 | 小発作 127 |
| 抗うつ薬 9, 63 | 自殺 54 | 症候性てんかん 127 |
| ——の作用機序 58 | ——の可能性 35, 63 | 症状の日内変動 55 |
| 抗てんかん薬 15, 128 | ——の危機 64 | 焦点発作 128 |
| 抗酒薬 27 | 自殺企図 65, 75 | 衝動行為 19 |
| | 自殺念慮 61 | 衝動性 126 |

| | | |
|---|---|---|
| 衝動制御障害 | 26 | |
| 常同行動 | 19 | |
| 常同的行動 | 121 | |
| 職場復帰 | 65 | |
| 触覚 | 124 | |
| 心因性の病態 | 95 | |
| 心因性精神障害 | 49, 57 | |
| 心因論 | 35 | |
| 心気症 | 90 | |
| 心気妄想 | 54 | |
| 心筋シンチグラフィー | 15 | |
| 心的外傷後ストレス障害 | 57, 91, 106 | |
| 心的力動 | 38 | |
| 心理教育 | 42 | |
| 心理社会的アプローチ | 40 | |
| 心理社会療法 | 40 | |
| 心理的原因による不眠 | 105 | |
| 心理療法 | 9 | |
| 身体依存 | 24 | |
| 身体疾患に伴う不眠 | 105 | |
| 身体醜形障害 | 90 | |
| 身体症状 | 55 | |
| 身体像の障害 | 100 | |
| 神経栄養因子説 | 60 | |
| 神経原線維変化 | 7 | |
| 神経細胞の消失 | 7 | |
| 神経細胞の崩壊 | 7 | |
| 神経細胞群 | 7 | |
| 神経細胞新生促進説 | 60 | |
| 神経質性不眠 | 105 | |
| 神経症 | 49 | |
| ——の概念 | 49 | |
| 神経症性障害 | 49 | |
| 神経症性障害,ストレス関連障害および身体表現性障害 | 78, 86, 94 | |
| 神経衰弱状態 | 32 | |
| 神経性やせ症 | 100 | |
| ——の診断基準 | 101 | |
| 神経性過食症 | 100 | |
| ——の診断基準 | 101 | |
| 神経伝達異常 | 37 | |
| 神経伝達物質 | 58 | |
| 神経伝達物質異常 | 72 | |
| 神経発達障害説 | 35 | |
| 神経変性疾患 | 7 | |
| 振戦 | 14, 25 | |
| 振戦せん妄 | 25 | |

| | | |
|---|---|---|
| 新型うつ病 | 60 | |
| 人格の尊厳 | 9 | |
| 人格変化 | 7, 19, 128 | |

### す

| | | |
|---|---|---|
| ストレス | 58 | |
| ストレス—脆弱性モデル | 40 | |
| ストレス状況 | 95 | |
| スプリッティング | 115 | |
| スペクトラム | 75 | |
| スボレキサント | 110 | |
| 遂行機能の障害 | 34 | |
| 睡眠 | 15, 55, 105, 107 | |
| ——に関する生理メカニズム | 108 | |
| ——の出現メカニズム | 108 | |
| 睡眠習慣の見直し | 107 | |
| 睡眠障害 | 15, 55, 104, **105** | |
| 睡眠薬 | 9, 107 | |
| 錐体外路系 | 126 | |
| 錐体外路性副作用 | 42 | |

### せ

| | | |
|---|---|---|
| セルトラリン | 91 | |
| セロトニン | 58, 59, 72 | |
| セロトニン・ドーパミン拮抗薬 | 41 | |
| セロトニン・ノルアドレナリン再取込み阻害薬 | 63 | |
| せん妄 | 6, 25 | |
| 生活のしづらさ | 34 | |
| 生活技能訓練 | 43, 124 | |
| 生活障害 | 34 | |
| 生物—心理—社会的アプローチ | 40 | |
| 生物学的アプローチ | 40 | |
| 生理的原因による不眠 | 106 | |
| 生理的障害および身体的要因に関連した行動症候群 | 98, 104 | |
| 成人のパーソナリティおよび行動の障害 | 112 | |
| 性格形成 | 114 | |
| 性的逸脱行動 | 71 | |
| 精神依存 | 24 | |
| 精神運動制止 | 55 | |
| 精神運動発作 | 128 | |
| 精神作用物質使用による精神および行動の障害 | 22 | |

| | | |
|---|---|---|
| 精神疾患による不眠 | 105 | |
| 精神疾患の分類と病態の手引き | 8 | |
| 精神生理性不眠 | 105, 106 | |
| 精神病 | 49 | |
| 精神病質 | 114 | |
| 精神分析理論 | 49 | |
| 精神分析療法 | 116 | |
| 精神分裂病 | 32 | |
| 精神療法 | 90, 116 | |
| 精神療法的アプローチ | 107 | |
| 摂食障害 | 98, **100** | |
| 積極的心理社会療法 | 43 | |
| 遷延性植物状態 | 5 | |
| 選択的セロトニン再取り込み阻害薬 | 50, 63, 74, 81, 89, 91, 102 | |
| 全般発作 | 127 | |
| 前庭感覚 | 124 | |
| 前頭眼窩面 | 89 | |
| 前部帯状回 | 89 | |
| 前頭前野 | 34, 39 | |
| ——の機能障害 | 34 | |
| 前頭側頭型認知症 | 19 | |
| ——の診断基準 | 20 | |
| 前頭葉 | 19 | |
| 前頭葉障害 | 37 | |

### そ

| | | |
|---|---|---|
| 双極性障害 | 68, **70** | |
| ——のうつ病 | 54 | |
| ——の病前性格 | 75 | |
| 早朝覚醒 | 105 | |
| 早発性痴呆 | 32 | |
| 喪失体験 | 55 | |
| 操作的診断 | 57 | |
| 躁うつ病 | 32, 70 | |
| 躁状態 | 70 | |
| 躁病エピソード | 75 | |
| ——の診断基準 | 74 | |
| 躁病相の持続 | 75 | |
| 側頭葉 | 19 | |
| 側頭葉発作 | 128 | |
| 底突き体験 | 27 | |

### た

| | | |
|---|---|---|
| タウタンパク質 | 7 | |
| ためこみ症 | 90 | |
| 多幸感 | 24 | |

| | |
|---|---|
| 多動性 | 126 |
| 多動性障害 | 126 |
| 多弁 | 71 |
| 多量飲酒 | 24 |
| 大量服薬 | 117 |
| 大脳 | 5, 7, 19, 39 |
| ——の萎縮 | 7 |
| ——の変性疾患 | 7, 19 |
| 大脳前頭前野 | 39 |
| 大脳半球機能 | 5 |
| 大発作 | 127 |
| 対処戦略増強 | 43 |
| 対人関係の障害 | 121 |
| 対人恐怖症 | 47 |
| 対人緊張 | 48 |
| 対人相互反応 | 123 |
| 体内時計によるリズム | 109 |
| 体内時計機構 | 108 |
| 退却神経症 | 60 |
| 退行 | 38 |
| 胎生期の感染症 | 35 |
| 耐性 | 24 |
| 脱施設化 | 42 |
| 脱力発作 | 127 |
| 単一精神病論 | 39, 73 |
| 単極型うつ病 | 54, 70 |
| 単純部分発作 | 128 |
| 炭酸リチウム | 74 |
| 断酒 | 27 |
| 断酒会 | 27 |

## ち

| | |
|---|---|
| チック | 90 |
| チック症 | 126 |
| チック障害群 | 126 |
| チック症群 | 126 |
| 知的障害 | 122 |
| 遅発性ジスキネジア | 42 |
| 中核症状 | 6 |
| 中間型・長時間型睡眠薬 | 110 |
| 中途覚醒 | 105 |
| 中脳皮質ドーパミン系 | 39 |
| 中脳皮質路 | 36 |
| 中脳辺縁ドーパミン系 | 39 |
| 中脳辺縁路 | 36 |
| 注意欠如・多動症 | 126 |
| 注意欠如・多動障害 | 126 |
| 超短時間型・短時間型睡眠薬 | 110 |

## つ

| | |
|---|---|
| 通電療法 | 43, 64, 65 |

## て

| | |
|---|---|
| デポ剤 | 42 |
| てんかん | 127 |
| てんかん性不機嫌状態 | 128 |
| てんかん発作 | 122 |
| 定型抗精神病薬 | 41 |
| 適応障害 | 57, 94, 95 |
| ——の診断基準 | 95 |
| 点頭てんかん | 128 |
| 電気ショック療法 | 64 |
| 電気けいれん療法 | 43 |

## と

| | |
|---|---|
| トゥレット症候群 | 90 |
| トゥレット症/トゥレット障害 | 126 |
| トークンエコノミー | 123 |
| トランスポーター | 58 |
| ドーパミン | 59, 72 |
| ドーパミン機能低下 | 62 |
| ドーパミン作動薬 | 26 |
| ドーパミン説 | 38 |
| ドーパミン賦活薬 | 16 |
| ドネペジル | 8, 16 |
| 投影性同一視 | 115, 116 |
| 陶酔感 | 24 |
| 統合失調症 | 30, **32** |
| ——という病名 | 32 |
| ——と知的能力 | 34 |
| ——と脳内ドーパミン系との関係 | 39 |
| ——の遺伝率 | 35 |
| ——の神経化学的説 | 36 |
| ——の診断基準 | 37 |
| ——の治療 | 40 |
| ——の治療薬 | 33, 40 |
| ——の陽性症状 | 38 |
| ——の陰性症状 | 38 |
| 統合失調症および妄想性障害 | 30, 46 |
| 頭頂葉 | 5 |
| 同一性保持 | 121 |
| 特発性てんかん | 127 |

## な

| | |
|---|---|
| 馴れ | 91 |

| | |
|---|---|
| 内因性精神障害 | 32, 49, 57 |
| 内分泌障害 | 42 |

## に

| | |
|---|---|
| 日内リズムの乱れ | 6 |
| 入眠障害 | 105 |
| 乳幼児期の親子関係 | 114 |
| 認知リハビリテーション | 43 |
| 認知の歪み | 65 |
| 認知矯正療法 | 43 |
| 認知行動療法 | 43, 65, 82, 90, 102, 107 |
| 認知行動療法的アプローチ | 96 |
| 認知再構成 | 43 |
| 認知症 | 4, 6, 7, 8, 14 |
| ——の行動・心理症状 | 6 |
| ——の進行 | 4 |
| ——の診断基準 | 8 |
| 認知症検査スケール | 7 |
| 認知症評価スケール | 14 |
| 認知療法 | 64 |

## ぬ

| | |
|---|---|
| 盗み食い | 100 |

## ね

| | |
|---|---|
| ネオジャクソニズム的考え | 39 |

## の

| | |
|---|---|
| ノイローゼ | 49 |
| ノルアドレナリン | 58, 59, 72 |
| ノルアドレナリン作動性・特異的セロトニン作動性抗うつ薬 | 63 |
| ノルアドレナリン類似化合物 | 15 |
| 脳の器質因説 | 122 |
| 脳の器質的病変 | 34 |
| 脳の神経細胞群 | 127 |
| 脳機能の統合 | 124 |
| 脳腫瘍 | 127 |
| 脳神経外科的手術 | 128 |
| 脳内ドーパミン機能 | 72 |
| 脳内ドーパミン神経系 | 36 |
| 脳内報酬系 | 24 |
| 脳波検査 | 127 |
| 脳由来神経栄養因子 | 60 |

## は

| | |
|---|---|
| ハロペリドール | 41, 126 |
| バイオマーカー | 40 |
| バビンスキー反射 | 38 |
| バルプロ酸 | 73, 74 |
| パーキンソン症状 | 14, 42 |
| パーキンソン病治療薬 | 16 |
| パーソナリティ障害 | 112, 115 |
| ——全般の診断基準 | 115 |
| パニック症 | 78, **80** |
| パニック症／パニック障害の診断基準 | 82 |
| パニック発作 | 80 |
| パロキセチン | 91 |
| 徘徊 | 4, 6, 19 |
| 迫害妄想 | 33 |
| 曝露反応妨害法 | 90, 92 |
| 曝露法 | 90 |
| 長谷川式簡易知能評価スケール | 14 |
| 抜毛症 | 90 |
| 反響言語 | 121 |
| 反跳性不眠 | 110 |
| 反応妨害法 | 90 |
| 反復される発声 | 126 |
| 反復的常同的行動 | 121 |

## ひ

| | |
|---|---|
| ピック病 | 18, **19** |
| 尾状核 | 89 |
| 皮膚むしり症 | 90 |
| 非自発的入院 | 35, 71 |
| 非定型抗精神病薬 | 9, 16, 41, 73, 107, 117 |
| 被影響体験 | 33 |
| 被害妄想 | 6, 33, 37 |
| 微小観念 | 54 |
| 光トポグラフィー | 40 |
| 人のパーソナリティ | 114 |
| 病識 | 71 |
| ——の欠如 | 35 |
| 病前性格 | 60 |
| 病相再発予防効果 | 74 |
| 広場恐怖症 | 80 |
| 貧困妄想 | 54 |

## ふ

| | |
|---|---|
| フェンシクリジン | 36 |
| フルボキサミン | 91 |
| ブロナンセリン | 41 |
| 不安階層表 | 83 |
| 不安神経症 | 80 |
| 不安発作 | 80 |
| 不潔行為 | 6 |
| 不随意運動 | 126 |
| 不注意 | 126 |
| 不眠 | 55 |
| 不眠症 | 104, 105 |
| 不眠障害の診断基準 | 106 |
| 部分発作 | 128 |
| 副腎皮質ホルモン | 59 |
| 復職支援プログラム | 65 |
| 複雑遺伝疾患 | 35 |
| 複雑部分発作 | 128 |
| 文化結合症候群 | 47 |
| 分裂病 | 32 |

## へ

| | |
|---|---|
| ベンゾジアゼピン系抗不安薬 | 81 |
| ベンゾジアゼピン系薬剤 | 27, 110, 117 |
| ペロスピロン | 41 |
| 扁桃体 | 81 |
| 弁証法的視点 | 117 |
| 弁証法的認知行動療法 | 117 |

## ほ

| | |
|---|---|
| ボディーイメージの障害 | 100 |
| 防衛機制 | 115 |
| 暴力行為 | 5, 6, 19, 33 |
| 本能的欲動 | 115 |

## ま

| | |
|---|---|
| 巻き込み | 88 |

## み

| | |
|---|---|
| ミオクロニー発作 | 127 |
| ミラーニューロン | 122 |
| 見捨てられ不安 | 116 |
| 水中毒 | 42 |
| 眠剤の処方 | 107 |

## む

| | |
|---|---|
| むちゃ食い | 101 |
| 無意識的葛藤 | 115 |

## め

| | |
|---|---|
| メタヨードベンジルグアニジン | 15 |
| メチルフェニデート | 126 |
| メマンチン | 8 |
| メラトニン | 109 |
| メラトニン受容体刺激薬 | 110 |
| メランコリアの特徴を伴ううつ病を特定するための診断基準 | 61 |
| メランコリー親和型性格 | 55 |
| 滅裂思考 | 33 |

## も

| | |
|---|---|
| モノアミン | 58, 72 |
| もちこし効果 | 110 |
| 妄想 | 6, 14, 33, 49, 54 |
| 妄想症状 | 43 |
| 妄想性障害 | 49 |
| 物盗られ妄想 | 6 |
| 森田療法 | 90 |

## や

| | |
|---|---|
| やせ願望 | 101 |
| 夜間せん妄 | 6 |
| 薬原性不眠 | 105 |

## よ

| | |
|---|---|
| 陽性症状 | 33 |
| 抑うつ | 6 |
| 抑うつ症候群 | 70 |
| 抑うつ神経症 | 57 |
| 抑肝散 | 9, 107 |

## ら

| | |
|---|---|
| ラメルテオン | 110 |
| ラモトリギン | 73, 74 |

## り

| | |
|---|---|
| リストカット | 116 |
| リスペリドン | 41, 126 |
| リチウム | 73 |
| リハビリテーション | 65 |
| リバスチグミン | 8 |
| リビドー | 115 |
| リワークプログラム | 65 |
| リン酸化 | 7 |
| 離脱症状 | 24 |

## れ

| | |
|---|---|
| レビー小体型認知症 | 12, **14** |
| ——と小阪憲司 | 16 |
| レビー小体病を伴う認知症の診断基準 | 15 |
| レム睡眠行動障害 | 14, 15, 106 |
| レンノックス—ガストー症候群 | 128 |
| 連合弛緩 | 38 |
| 連続飲酒 | 24 |

## ろ

| | |
|---|---|
| 老人斑 | 7 |
| 老年期認知症 | 4, 14 |

# 欧文

## A

| | |
|---|---|
| A10ドーパミン神経系 | 24 |
| AA | 27 |
| absence | 127 |
| ADHD | 126 |
| alcoholics anonymous | 27 |
| Asperger's syndrome | 122 |
| atonic seizure | 127 |
| attention-deficit hyperactivity disorder | 126 |
| autism | 122 |

## B

| | |
|---|---|
| BDNF | 60 |
| behavioral and psychological symptoms of dementia | 6 |
| biopsychosocial approach | 40 |
| BPSD | 6 |

## C

| | |
|---|---|
| common disease | 54 |
| complex partial seizure | 128 |
| culture-bound syndrome | 47 |

## D

| | |
|---|---|
| Diagnostic and Statistical Manual of Mental Disorders, Fifth Edition | 7, 14, 20, 25, 37, 47, 57, 61, 81, 89, 96, 101, 106, 114, 116, 122, 123 |
| DSM-5 | 7, 14, 20, 25, 37, 47, 57, 61, 81, 89, 96, 101, 106, 114, 116, 122, 123 |

## G

| | |
|---|---|
| GABA | 28 |
| generalized seizure | 127 |

## L

| | |
|---|---|
| Lennox-Gastaut syndrome | 128 |

## M

| | |
|---|---|
| MCI | 4 |
| MIBG | 15 |
| mild cognitive impairment | 4 |
| Mini-Mental State Examination | 7, 14 |
| MMSE | 7, 14 |
| myoclonic seizure | 127 |

## N

| | |
|---|---|
| NaSSA | 63 |
| NEAR | 43 |
| near infra red spectroscopy | 40 |
| Neuropsychological and educational approach to cognitive remediation | 43 |
| NIRS | 40 |
| noradrenergic and specific serotonergic antidepressant | 63 |

## P

| | |
|---|---|
| partial seizure | 128 |
| post-traumatic stress disorder | 56 |
| psychosis | 49 |
| PTSD | 56, 91, 106 |

## S

| | |
|---|---|
| schizophrenia | 32 |
| selective serotonin reuptake inhibitor | 50, 63, 74, 81, 89, **91**, 102 |
| serotonin noradrenaline reuptake inhibitor | 63 |
| shyness | 48 |
| simple partial seizure | 128 |
| SNRI | 63 |
| social skills training | 43, 124 |
| spectrum disorder | 122 |
| splitting | 115 |
| SSRI | 50, 63, 74, 81, 89, **91**, 102 |
| SST | 43, 124 |

## T

| | |
|---|---|
| TEACCHプログラム | 123 |
| theory of mind | 122 |
| tic disorders | 126 |
| token economy | 123 |
| tonic-clonic seizure | 127 |
| Tourette disorder | 126 |
| Treatment and Education of Autistic and Related Communication-handicapped Children | 123 |

## W

| | |
|---|---|
| West syndrome | 128 |

【著者略歴】

渡辺雅幸（わたなべ まさゆき）

山梨県出身

1948年生まれ

| | |
|---|---|
| 1972年 | 慶應義塾大学医学部卒業 |
| | 同医学部精神神経科入局 |
| 1979年 | 医学博士 |
| 1982年-1985年 | カナダ・トロント大学薬理学教室に留学 |
| 1986年 | 防衛医科大学校精神科講師 |
| 1995年 | 東京都精神医学総合研究所精神病理研究部門室長 |
| 1999年 | 昭和大学附属烏山病院副院長・精神科助教授 |
| 2002年-2013年 | 昭和大学保健医療学部教授 |
| 2013年-2017年 | 東京医療学院大学教授 |
| 2015年-2019年 | 大正大学客員教授 |

---

臨床につながる　精神医学　　ISBN978-4-263-21948-5

2016年2月10日　第1版第1刷発行
2023年6月20日　第1版第3刷発行

著　者　渡辺雅幸
発行者　白石泰夫

発行所　医歯薬出版株式会社

〒113-8612　東京都文京区本駒込1-7-10
TEL. (03)5395-7628（編集）・7616（販売）
FAX. (03)5395-7609（編集）・8563（販売）
https://www.ishiyaku.co.jp/
郵便振替番号 00190-5-13816

乱丁，落丁の際はお取り替えいたします　　印刷・木元省美堂／製本・愛千製本所
Ⓒ Ishiyaku Publishers, Inc., 2016. Printed in Japan

本書の複製権・翻訳権・翻案権・上映権・譲渡権・貸与権・公衆送信権（送信可能化権を含む）・口述権は，医歯薬出版㈱が保有します．

本書を無断で複製する行為（コピー，スキャン，デジタルデータ化など）は，「私的使用のための複製」などの著作権法上の限られた例外を除き禁じられています．また私的使用に該当する場合であっても，請負業者等の第三者に依頼し上記の行為を行うことは違法となります．

JCOPY ＜出版者著作権管理機構 委託出版物＞
本書をコピーやスキャン等により複製される場合は，そのつど事前に出版者著作権管理機構（電話 03-5244-5088，FAX 03-5244-5089，e-mail：info@jcopy.or.jp）の許諾を得てください．